新型インフルエンザ パンデミックに 日本はいかに立ち向かってきたか

1918スペインインフルエンザから現在までの歩み

編集

川崎市健康安全研究所 所長
岡部信彦

国際医療福祉大学 教授
和田耕治

南 山 堂

執筆者 （執筆順）

正 林 督 章　環境省大臣官房審議官（水・大気環境局担当）
　　　　　　元 厚生労働省新型インフルエンザ対策推進室長

和 田 耕 治　国際医療福祉大学医学部公衆衛生学教授

小 野 日 出麿　宮城県結核予防会
　　　　　　元 成田空港検疫所課長

小 出 由 美 子　厚生労働省医薬・生活衛生局生活衛生・食品安全企画課
　　　　　　検疫所業務管理室室長補佐
　　　　　　元 成田空港検疫所検疫官

櫻 井 誠 一　日本パラリンピック委員会副委員長
　　　　　　元 神戸市保健福祉局長

笹 井 康 典　大阪府総務部理事
　　　　　　元 大阪府健康医療部長

坂 元　　昇　川崎市立看護短期大学学長
　　　　　　川崎市健康福祉局医務監

前 村　　聡　日本経済新聞社編集局社会部次長

川 名 明 彦　防衛医科大学校内科学講座（感染症・呼吸器）教授

岡 部 信 彦　川崎市健康安全研究所所長
　　　　　　元 国立感染症研究所感染症情報センターセンター長

渡 邉 登 喜 子　東京大学医科学研究所感染・免疫部門ウイルス感染分野
　　　　　　特任准教授

河 岡 義 裕　東京大学医科学研究所感染・免疫部門ウイルス感染分野教授

影 山　　努　国立感染症研究所インフルエンザウイルス研究センター第2室長

齋 藤 智 也　国立保健医療科学院健康危機管理研究部部長

野 田 博 之　内閣官房新型インフルエンザ等対策室企画官

五 十 嵐 久 美 子　内閣官房新型インフルエンザ等対策室参事官補佐

竹 下　　望　厚生労働省健康局結核感染症課新型インフルエンザ対策推進室
　　　　　　室長補佐

安 居　　徹　内閣官房新型インフルエンザ等対策室／国際感染症対策調整室長
　　　　　　内閣審議官

発刊に沿えて

　2009 年新型インフルエンザ（A/H1N1）発生から 10 年が経過したことを機に，内閣官房新型インフルエンザ等対策室が，過去のパンデミックについてのふりかえりを 15 回にわたり内閣官房のホームページ上で連載してきました．そして，この度それを書籍化することになったのは，大変意義深いことと考えています．

　私は 2006 年 4 月から厚生労働省結核感染症課感染症対策企画調整官として新型インフルエンザ対策を担当し，「行動計画」や「ガイドライン」の策定，オセルタミビルやプレパンデミックワクチンの備蓄，訓練等発生前の準備に取り組んでまいりました．その後，2009 年 4 月に新型インフルエンザ（A/H1N1）が発生し，検疫等の水際対策やサーベイランス，学校の休業等の公衆衛生対策，医療体制の確立，ワクチンの確保や接種体制の確立等さまざまな対策の立案・実施に中心になって関わりました．やり過ぎ批判は数多く受けましたが，期間中の死亡者が米国は万の単位であったところ，日本は 200 人弱であったことから，WHO からは高く日本の取り組みを評価していただきました．

　2015 年 7 月にがん対策健康増進課長に異動になるまで結核感染症課に配属されていましたので長期間にわたり新型インフルエンザを担当することになりましたが，今ふりかえって深く感じるのは過去の経験やそれに関することを学習することがいかに重要かということです．担当していた期間はスペインインフルエンザ，アジアインフルエンザ，香港インフルエンザ等過去のパンデミックに関する書物や鳥インフルエンザに関する文献，論文を読み漁っており，得た知識に基づき，行動計画やガイドラインの策定・改定を行いましたし，パンデミックの最中もそうした知識や情報をベースに対策を考えていました．また，自分で得た知識を可能な限り国民の皆さんに共有すべく，厚生労働省の記者クラブの方々に伝達し，広く報道していただきました．

　この度の書籍化は，多くの方がスペインインフルエンザ以降のパンデミックについて情報を入手するいい機会となり，将来起こりうるパンデミックに対して備えを万全にするという意味でも画期的だと思います．多くの方にお読みいただき，新型インフルエンザに対する知識を深めていただければ幸いです．

　2020 年 2 月

正林督章

目　次

第2章　過去の（そのほかの）新型インフルエンザ　81

本書は，スペインインフルエンザ発生から100年，2009年の新型インフルエンザ（A/H1N1）発生から10年の節目に内閣官房新型インフルエンザ等対策室が企画したウェブ連載「新型インフルエンザ　過去のパンデミックレビュー」の内容に一部加筆し，再構成したものです。

第**1**章

2009年の新型インフルエンザ

　2009年の新型インフルエンザでは，事前の準備として行動計画等は発生前の段階ですでに策定されていましたが，実際の運用は容易ではありませんでした．日を追うごとにウイルスの特徴や死亡率等さまざまな情報は入ってきますが，どこまでは楽観的でよく，どこまでは悲観的であるべきなのか．いずれにせよ1年後の死亡率等の結果で対応は評価されますが，実際に運用している時には，その時点にできる限りの対応をせざるを得ないのも現実です．

　個人情報の重要性は，日本社会に浸透していたはずでしたが，感染者を「犯罪者」のように扱う動きがあったことは，忘れてはならない教訓です．しかし，インターネットの力がさらに増した今日，次のパンデミックにおいて感染者を個人情報の漏洩や不当な誹謗中傷から守れるのかは大きな課題です．

　この章では，あの時，フロントラインで苦悩した担当者達が当時を振り返ります．次の時，あなたがそこにいたとしたら，または後ろで支える立場であったなら，何が自分にできるのかをケーススタディとして考えながら読んでいただくとよいでしょう．

　あれから，約10年．皆さんの現場でもぜひ，当時の対応の振り返りや経験の共有をしてください．

　宮村達男監修，和田耕治編集『新型インフルエンザ（A/H1N1）わが国における対応と今後の課題』中央法規，2011という書籍にも当時の対応が詳しく示されています．当時の重要な通達等を収めたCDも付属しています．あわせて参照ください．

1. 2009年新型インフルエンザ
―パンデミックの概要・国の対応―

環境省大臣官房審議官（水・大気環境局担当）
元　厚生労働省　新型インフルエンザ対策推進室長　正林　督章

A. はじめに

　厚生労働省は，2009年4月23日，米国内でブタ由来のA型インフルエンザウイルスのヒトへの感染事例に関する情報を入手し，また，24日にはメキシコにおいて死亡者が多数出ているとの情報を世界保健機関（World Health Organization：WHO）から入手しました．これを受け，直ちに都道府県に情報提供するとともに25日には検疫の強化を全国の検疫所に伝え（第1章-2），同時に省内に一般国民からの問い合わせに応じるためにコールセンターを立ち上げました．28日にはWHOがフェーズ4（p.22「参考」を参照）宣言を行い（感染地域は限定的であるが，ヒトからヒトへの感染が確認されたことを示します），それに伴って厚生労働大臣が新型インフルエンザの発生を宣言し，内閣総理大臣をトップとして政府内に立ち上げられた新型インフルエンザ対策本部において「基本的対処方針」が5月1日に策定されました（**表1-1-1**）．

　当初，厚生労働省において共有していた目標は，①感染拡大のタイミングを可能な限り遅らせ，その間に医療体制やワクチンの接種体制の整備を図る，②感染のピークを可能な限り低く抑える，③国民生活や経済への影響を最小限に

表1-1-1　海外発生以降の主な流れ（2009年4月23日〜5月15日）

・4月23日　米国内でのブタ由来A型インフルエンザウイルスのヒトへの感染事例に関する情報の共有
・4月24日　厚生労働省から都道府県への情報提供
・4月25日　検疫強化，コールセンター設置
・4月28日　**WHOがフェーズ4宣言**，政府の新型インフルエンザ対策本部で「基本的対処方針」策定
・4月29日　サーベイランスの通知（症例定義）
・4月30日　**WHOにおいてフェーズ5へ引き上げ**
・5月1日　政府の新型インフルエンザ対策本部で「基本的対処方針」改定
・5月8日　検疫における最初の患者捕捉（成田空港）
・5月13日　新型インフルエンザ対策本部諮問委員会報告（停留に関する報告）

表 1-1-2　対策の目標

①感染拡大のタイミングを可能な限り遅らせ，その間に医療体
　制やワクチンの接種体制の整備を図る
②感染のピークを可能な限り低く抑える
③国民生活や経済への影響を最小限にする
④基礎疾患を有する方々等を守る
⑤その結果，重症者，死亡者の数をできるだけ最小限にする

表 1-1-3　国内発生以降の主な流れ（5月16日〜8月中旬）

・5月16日　兵庫・大阪での**最初の国内発生**
　　　　　　5月1日の基本的対処方針を踏まえた「確認事項」策定
・5月22日　政府の新型インフルエンザ対策本部で「基本的対処方針」第2次改定
　　　　　　厚生労働省で「運用指針」策定
・6月12日　**WHOにおいてフェーズ6へ引き上げ**
・6月19日　厚生労働省で「運用指針」改定
　　　　　　（検疫については「運用指針」を踏まえ順次弾力化）

する，④基礎疾患を有する方々等を守る，⑤その結果，重症者，死亡者の数を
できるだけ最小限にする，といったものでした（**表1-1-2**）.
　また，政府は，広報活動，患者数の調査や検疫の強化等具体的な対策を講じ
ました．5月8日には検疫によって初めて感染者が見つかり，16日には兵庫県
（第1章-3），大阪府（第1章-4）において高校生を中心とした患者のアウトブ
レイク（集団発生）が起きました．そのまま諸外国に見られたように大流行に
発展するかと思われましたが，それは回避できました．しかし，8月中旬を過
ぎた頃から，定点サーベイランス（全国の指定された医療機関からの感染者の
報告数のモニタリング，週ごとの1医療機関あたりの患者数で表現）が1を超
え，本格的な流行入りとなり，医療体制の整備，ワクチンの供給や接種が急が
れました（**表1-1-3**）（**表1-1-4**）.
　8月中旬以降，流行は徐々に拡大し，11月末にはピークを迎え，その後，下
火となりました．そして，第1波が終息した段階において，わが国の死亡率は
他の国と比較して低い水準に留まりました．その理由については未解明です
が，広範な学校閉鎖，医療アクセスのよさ，医療水準の高さと医療従事者の献
身的な努力，抗インフルエンザウイルス薬の迅速な処方や，手洗い等の公衆衛
生意識の高さ等が指摘されています．つまり，国民1人1人の努力と病院，診

表 1-1-4　流行入り宣言以降の主な流れ（8 月中旬以降）

- ・8 月 15 日　国内で最初の死亡報告
- ・8 月 19 日　流行入り宣言（全国平均の定点報告数が 1 を上回る（8 月 10〜16 日の週））
- ・8 月 28 日　流行シナリオなど医療体制の通知
- ・10 月 1 日　「新型インフルエンザ（A/H1N1）ワクチン接種の基本方針」を策定（新型インフルエンザ対策本部）
- ・10 月 19 日　ワクチン接種開始
- ・12 月 4 日　「新型インフルエンザ予防接種による健康被害の救済に関する特別措置法」公布・施行
- ・1 月 15 日　輸入ワクチンについて，薬事・食品衛生審議会薬事分科会において特例承認を可とする旨答申，一般健康成人への接種解禁（時期は都道府県の判断）

	米国	カナダ	メキシコ	豪州	英国	シンガポール	韓国	フランス	ニュージーランド	タイ	ドイツ	日本
集計日	2/13	4/10	3/12	3/12	3/14	4月末	5/14	—	3/21	—	5/18	5/26
死亡数	推計 12,000	428	1,111	191	457	25	257	312	20	225	225	199
人口10万対死亡率	(3.96)	1.32	1.05	0.93	0.76	0.57	0.53	0.51	0.48	0.35	0.31	0.16
PCR	—	全例	—	—	全例	全例	—	260名はPCRで確定	—	全例	—	184名はPCRで確定

※なお，各国の死亡数に関してはそれぞれ定義が異なり，一義的に比較対象とならないことに留意が必要.

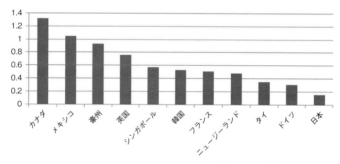

図 1-1-1　新型インフルエンザの死亡率の各国比較
各国政府・WHO ホームページから厚生労働省で作成

療所，薬局等で働く医療従事者等現場の努力の賜物と考えられます（**図 1-1-1**）．
　このようにわが国においてはこの新型インフルエンザによる死亡率が低い水準に留まりましたが，これに満足することなく，政府がこれまで講じてきた対策を振り返り，得られた教訓を今後の再流行や，将来到来することが懸念されている新興・再興感染症対策，特に新型インフルエンザ対策に役立てていくこ

とは重要です．ここでは，厚生労働省に設置された新型インフルエンザ
（A/H1N1）対策総括会議が 2010 年 6 月 10 日に提出した報告書を踏まえなが
ら，当時の国の対策を振り返ってみたいと思います．

B. 発生前の準備

1) 行動計画・ガイドライン，法令の整備等

　2005 年に米国の G. W. Bush 大統領が新型インフルエンザ対策の強化を発表
したことがきっかけとなり，WHO の当時の李鍾郁〔イ・ジョンウク〕事務局長も「新型インフ
ルエンザはもしも発生したらという状況ではない，いつ発生するかだ」として
対策の強化を世界に呼びかけました．これを受けて日本においても各省の局長
級からなる対策会議が立ち上げられ，2005 年 12 月に「新型インフルエンザ対
策行動計画（p.24「参考」を参照）」が策定され，関係閣僚会議（関係各省の
大臣が集まる意思決定会議）に報告されました．また，2007 年 3 月には「新
型インフルエンザ対策ガイドライン─フェーズ 4 以降─」が策定されました．
さらに 2008 年 5 月には，新型インフルエンザを法律中に位置づけ，強制的な
入院や検疫対応を法に基づいて実施できるよう，感染症法および関連法令の整
備を行いました．その後，2009 年 2 月に行動計画は大幅に改定されるととも
に，ガイドラインも政府のガイドラインとして位置づけられました（**表
1-1-5**）．

2) 訓練等の準備

　国においては，2006 年 9 月に 1 回目の訓練を実施し，これも含め，2009 年

表 1-1-5　発生前に講じていた措置

○病原性の高い新型インフルエンザ A（H5N1）等を想定し策定
　●「新型インフルエンザ対策**行動計画**」（2005 年 12 月）
　●「新型インフルエンザに関する**ガイドライン**」（2009 年 2 月）
○**内閣総理大臣を本部長とする対策本部を設置**することを閣議決定（2007 年 10 月）
○**抗インフルエンザウイルス薬等の備蓄**
○**訓練を 4 回実施**
○新型インフルエンザについて，入院勧告等の措置とともに，停留等の水際対策を行うた
　めの**感染症法等の改正**（2008 年 5 月）

のパンデミック（感染症の突発的発生および世界への広がり）発生までに計 4
回の訓練を実施しました．想定されるシナリオに基づいた訓練により，各担当
者がそれぞれの場面で何をしなければならないかを確認する機会を得ることが
できました．

3）組織や人員体制，予算等

　2008 年 4 月に新型インフルエンザ対策室が厚生労働省結核感染症課内に設
置される等，体制を整えました．同対策室においては，室内の職員について広
報担当，医療担当，ワクチン担当，検疫担当等，担当が決められ，広報活動，
検疫体制の強化，インフルエンザ治療薬やワクチンの備蓄，発熱外来[※1] 等の
医療体制の整備等の準備を行いました．

C. 広報・リスクコミュニケーション

　数々の対策のうち，最もよかったことを 1 つ挙げるとしたら「広報・リスク
コミュニケーション」が挙げられます．政府は，広報関係として発生前の段階
からさまざまな準備を行ってきました．また，新型インフルエンザ発生以後
は，重要な発表は厚生労働大臣自身が記者会見を開催し，事務方による記者会
見も定例・定時化（2009 年 4 月 25 日から 1 日 2 回，4 月 27 日から 1 日 1 回，
以後段階的に縮小）して行われ，一般的な広報活動として，新聞の全面広告，
テレビの CM，ポスター，インターネット，パンフレット，ホームページなど
により，国民に対し情報提供を行ってきました．
　また，マスメディアも特集等を組んで情報発信を行ったため，新型インフル
エンザとは何か，1 人 1 人が何をしなければならないか，等を多くの国民が理
解した結果，手洗いや発症時のマスク着用，早期の医療機関受診等具体的な行
動に結びついたと推測できます．
　一方，最も悪かった対策を 1 つ挙げるとしたら同じく「広報・リスクコミュ
ニケーション」が挙げられます．かねてから，新型インフルエンザ対策として

[※1]　発熱外来：院内でのほかの患者への感染が起きないよう，患者の院内での通り道や待合場所を
　　　整え，医療スタッフの感染対策トレーニング等を行っている，都道府県があらかじめ指定した
　　　医療機関．電話相談を受けた発熱相談センターが患者に対して発熱外来を受診するよう促すと
　　　同時に，そのような患者が受診することを事前に発熱外来に伝えておく．

国でできることには限界があり，国民，地方自治体や医療従事者が一丸となって闘う必要があることが強調されてきましたが，2009 年の対策においては残念ながらそうした一体感は醸成されず，国によるやらされ感や国に対する不平不満が現場の医療機関に残ってしまいました．わかりにくい行政用語の多い通知の乱発により自治体や医療現場に国の思いが正確に伝わらない，また，現場の思いを国として直接くみ取ることができない，このような現場と国とのコミュニケーション不足がその原因と考えられます．

前述の総括会議では，舛添要一厚生労働大臣（当時）の迅速な発表は評価する，厚労省の緊急情報サービスは有益だった，インターネットを随時更新していたことは評価できる，といった意見が出されました．一方，早朝，深夜の記者会見は「冷静な対応」という呼びかけと矛盾する，複数のスポークスパーソンからメッセージが発信され，混乱を与えたのではないか，通知を乱発し，かつ，なぜその対策をするのかが記載されていないことは問題，といった意見も寄せられました．

総括会議の報告書では最終的に，国が最新の正しい情報を伝える必要がある地方自治体や医療現場等に情報が迅速かつ直接届くよう，インターネットの活用も含め，情報提供のあり方について検討すべきである，パンデミック時に，わかっている情報を国民に対して公開するとともに，専任のスポークスパーソンを設けることにより，複数の異なる情報が流れないよう，また，仮に誤った内容の報道がされた場合には正しい内容を伝えることができるように，広報責任主体を明確化し，広報内容の一元化を図るべきである，といった提言がなされました．

D. サーベイランス

届出の基準（症例定義）に合致する感染症を医師が行政に報告し，発生状況を把握し，対策に役立てる仕組みをサーベイランスと言います．4 月 29 日に米国の症例定義を参考に，国立感染症研究所感染症情報センターの意見を踏まえつつ，「新型インフルエンザ（豚インフルエンザ H1N1）に係る症例定義について」（結核感染症課長通知）を発出しました．これは感染症法第 12 条の規定に基づく医師の届出の対象を明確にするものです．

発生当初季節性インフルエンザの患者が多く，これらの患者を含めた疑い事

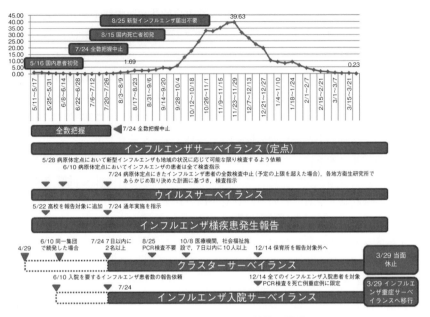

図1-1-2　サーベイランス対策の推移

例全てに確定検査（polymerase chain reaction〔PCR〕検査）を行うのは不可能でした（感染症発生動向調査によれば，第16週（4月13日～4月19日）に20万人の季節性インフルエンザ患者が推定されていた）．新型インフルエンザ疑い患者は海外で感染することが想定されていたことから，症例定義の中に発生国への渡航歴・滞在歴を含めました．また，本通知の中で，医療機関が原因不明の呼吸器感染症患者のアウトブレイクを確認した場合に，都道府県へ直ちに連絡することとしました（**図1-1-2**）．

　症例定義についてはその後，世界の拡大状況に応じ，滞在国の変更を行ったり，また，国内での発生状況に応じ，渡航歴・滞在歴をはずす等を行いました．これについて，総括会議においては，新型インフルエンザ発生当初に，確定診断のために実施したほとんどのPCR検査が季節性インフルエンザであり，無駄が多かった，との意見をいただく一方，医療機関が検査をしたくても，渡航歴がないことから保健所で検査を断られることがあり，渡航歴のない疑い症例に対して，保健所で検査ができるように調整されていなかったことは問題ではなかったか，との意見もいただきました．

　総括会議から最終的には，症例定義については，臨床診断の症例定義とサーベイランスの症例定義を明確に分けるべき，また，地方衛生研究所や保健所の処理能力も勘案しつつ，その目的に応じて，適切に実施できるように設定すべきであり，都道府県や医療機関等に混乱を来さないよう，病原性の強さや感染状況に応じてサーベイランス方法を迅速かつ適切に切り替えることが必要である，との提言をいただきました．

　なお，2009年5月16日の関西地域でのアウトブレイクをもっと早期に探知することができなかったか，という点については，4月29日の原因不明の呼吸器感染症患者のアウトブレイクを報告していただく通知が現場で十分に認識されなかったことに原因があると考えられ，通知の発出方法に課題を残しました．これについても総括会議においては，日常からのサーベイランス体制を強化すべき，との提言をいただきました．

E. 水際対策

　水際対策とは，感染症が国内に入るのを阻止するために，港や空港などで行われる検疫（乗客や輸入動物等が病原体に汚染されているか否か確認・検査等を行い，仮に汚染されていれば港や空港に留め置くこと）等の対策のことです．

　この新型インフルエンザの海外発生当初は，致死率が高い，または不明という情報であったことから行動計画・ガイドラインに則り，4月25日からメキシコ便に対する検疫強化を図り，4月28日から5月21日まで，全入国者に対し質問票回収・健康カード配布を行い，また，北米3国便の機内検疫・隔離・停留・健康監視を実施しました．特にインフルエンザは感染しても一定期間発症しない潜伏期間があることから感染者が検疫で発見されずに検疫を通過することも想定し，帰国後発熱等症状が出た際には，いきなり近医を受診するのではなく，最寄りの保健所にまずは電話すること等を依頼する内容を健康カードに盛り込みました．5月9日には成田空港にて米国から帰国した3名の高校生が新型インフルエンザ（A/H1N1）に感染していることが確認され，直ちに隔離を行うとともに，3名との同行者や機内で近くに座っていた計49名を指定のホテルに停留させました．

　その後，関西地区での患者発生を受け，5月22日に「医療の確保，検疫，

表 1-1-6　検疫強化の概要（4 月 25 日～6 月 18 日）

1. 検疫の目的：検疫の強化等により，できる限りウイルスの国内侵入の時期を遅らせることが重要である．しかしながら，ウイルスの国内侵入を完全に防ぐことはほぼ不可能であるということを前提として，その対策を策定することが必要である（新型インフルエンザ対策行動計画）．

2. 検疫の対象者と検疫法の適用（法的根拠が生じるのは，厚生労働大臣宣言による 4 月 28 日以降）

対象者	4 月 25 日	4 月 26 日，27 日	4 月 28 日～5 月 21 日	5 月 22 日～6 月 18 日
患者（有症者）	A（＋）：任意の医療機関搬送 A（－）：受診勧奨	A（＋）：任意の医療機関搬送 A（－）：健康監視	隔離	
患者の濃厚接触者	－		停留	慎重な健康監視
発生国からの入国者	注意喚起		健康監視	注意喚起
そのほかの入国者	－		注意喚起	

3. 北米 3 国便に対する検疫の内容と実施場所

検疫の方法	4 月 25 日	4 月 26 日，27 日	4 月 28 日～5 月 21 日	5 月 22 日～6 月 18 日
質問票の徴集	メキシコ便は機側	メキシコ便は機内	全便機内	事前通報便は機内
サーモグラフィ				
有症者の迅速検査	検疫所健康相談室			検疫所健康相談室
濃厚接触者の把握	－			質問票から把握
健康カードの配布	注意喚起ポスター	メキシコ便は機内		事前通報便は機内

（注）4 月 28 日以降は全入国者に対して質問票徴集，サーモグラフィ監視，健康カード配布を検疫ブースで実施．

学校・保育施設等の臨時休業の要請等に関する運用指針」を策定し，機内検疫は事前通報時のみとし，停留を中止するとともに北米 3 国便の乗客全員の健康監視を中止することとしました．

　6 月 12 日の WHO のフェーズ 6 宣言（世界的なパンデミックが進行中であることを示す），国内外の流行状況を勘案し，6 月 19 日に前述の運用指針の改訂を行い，隔離や濃厚接触者の健康監視，質問票回収の中止，同一旅程の集団に複数の有症者があった場合，PCR 検査実施，医療機関への受診を勧めることについて周知しました（**表 1-1-6**）．

　前述の総括会議においては，検疫の効果は限定的とする意見もあれば，国内

体制整備のための時間稼ぎを含め検疫の効果はあったとする意見，また感染症によって感染力や毒性が異なることから，単純に全ての水際対策の実施を否定してしまわないよう注意が必要とする意見もありました．

　また，健康監視については，ウイルスの感染力・毒性に応じて，その方法を柔軟に変更するべき，国内で海外帰国者以外の感染が確認された場合には，健康監視を中止すべき等の意見が出されました．さらに検疫縮小時期は遅かった，国内感染が確認され次第，速やかに国内対策に軸足を移すべきとする意見が出されました．

　総括会議報告書では最終的に，国は，ウイルスの病原性や症状の特徴，国内外での発生状況，諸外国における水際対策の情報等を踏まえ，専門家の意見をもとに機動的に水際対策の縮小等の見直しが可能となるようにすべきである，入国者の健康監視については，検疫の効果や保健所の対応能力等も踏まえて効果的・効率的に実施できるよう，感染力だけでなく致死率等健康へのインパクト等を考慮しつつ，健康監視の対象者の範囲を必要最小限とするとともに，その中止の基準を明確にする等，柔軟な対応を行えるような仕組みとすべきである，水際対策の効果については，検疫強化により感染拡大時期を遅らせる意義はあるとする意見はあるが，その有効性を証明する科学的根拠は明らかでないので，さらに知見を収集することが必要である等の提言がなされました．

F. 公衆衛生対策（学校等の臨時休業等）

　2009 年 5 月 16 日に兵庫県神戸市の海外渡航歴のない 10 代の高校性が新型インフルエンザ陽性となり（国立感染症研究所における検査の結果），国内初の患者が発生したことが確定しました．また，大阪府においても，同日，新型インフルエンザの患者が確認されました．

　この報告を受け，同日朝，厚生労働省は神戸市に担当官を派遣し，神戸市と協力しながら，積極的疫学調査や情報収集を実施しました．神戸市は，5 月 16 日，17 日に開催予定であった神戸まつり（2 日間で約 100 万人が参加するイベント）を中止しました．学校の臨時休業等を行う際には，流行のピークを遅らせるという効果と同時に国民生活や経済への影響を勘案しなければなりません．これについては，特に発生患者が部活動を通した交流や移動範囲が広域である高校生であり，他の小，中，高校の児童・生徒を通じ地域の主たる感染源

となりうること，感染経路・感染拡大の程度が特定できていなかったこと等から，特定の学校等や学級の閉鎖に留まらず，政府としては，兵庫県，大阪府全域で学校の臨時休業を要請しました．

5月22日に「基本的対処方針」を改訂し，患者がごくわずかしか発生していない地域と，数多く発生している地域では対応が異なるため，地域を感染拡大防止地域と重症化防止重点地域と大きく2つのグループに分け，それぞれ異なる対応を求める旨を「運用指針」として発出しました．

なお，6月12日には，国内外の状況から秋冬に向けていつ全国的かつ大規模な患者の増加を見てもおかしくなく，感染拡大防止措置による封じ込め対応はすでに困難な状況であると考えられました．そこで，「運用指針」を改訂し，地域のグループ分けを止め，地域の実情に応じて対応可能とした上で，患者の入院措置や集団発生以外の事例の積極的疫学調査等の感染拡大防止措置を中止しました．

大阪・兵庫県の学校の一斉臨時休業については，総括会議において，一定程度の効果があったとする意見が多く出されました．これを受け，総括会議報告書として，学校や保育所，通所施設等（以下「学校等」）の臨時休業について，「今回は一定の効果はあったと考えられるが，今後さらに，休業中の行動も含めた学校等の休業時の実態を把握し，情報を公開しながら知見を収集し，学校等の臨時休業の効果やそのあり方を検討すべきである」とまとめられました．また，社会的・経済的影響は大であるとの意見も出され，報告書では，学校等の臨時休業や，事業自粛，集会やイベントの自粛要請等には，感染者の保護者や従業員が欠勤を余儀なくされる等の社会的・経済的影響が伴うため，国はそれらを勘案し，対策の是非や事業者による事業継続計画（business continuity plan：BCP）の策定を含めた運用方法を検討すべきである．また，実施に際しては社会的・経済的影響について理解が得られるようにさらなる周知が必要である，とまとめられました．

G. 医療体制

2009年4月28日，厚生労働大臣は，メキシコ，米国，カナダにおいて，感染症法に規定する新型インフルエンザ等感染症が発生したことを宣言しました．同日，政府は当面の対応を示す「基本的対処方針」を発表し，発熱相談セ

	4月 5月			6月		10月 11月	
	4/28 行動計画	5/1 基本的対処方針 ／ 基本的対処方針（改訂版）	5/16 確認事項	5/22 基本的対処方針（二訂版） ／ 運用指針	6/19 運用指針（改訂版）	10/1 基本的対処方針（三訂版） ／ 運用指針（二訂版）	
発熱相談センター	4/28 設置準備指示				6/19 電話による情報提供の役割		
発熱外来	4/28 設置準備指示			5/22 患者発生が少数→発熱外来継続 ／ 5/22 急速に患者数増加する地域→一般医療機関での診療可	6/19 原則, 全医療機関で診療	10/1 公共施設等の医療機関以外の場所での診療検討	
入院措置	当該患者は入院勧告の手続き			5/22 患者発生が少数の地域→入院措置 ／ 5/22 急速に患者数増加する地域→感染確定患者は, 原則自宅療養. 基礎疾患を有する者等は, 初期症状が軽微であっても優先して入院治療	6/19 患者の一律の入院措置中止. 重症度に応じた医療提供へ	10/1 重症患者の増加に備え, 都道府県は, 医療提供体制性の状況を把握する. 透析患者, 小児, 妊婦等の重症者の搬送・受入体制について整備	
事務連絡・通知等	4/29 新型インフルエンザ以外の疾患の患者に対する医療を破綻させないため,「新型インフルエンザの診療を原則行わない医療機関の指定に伴う医療体制整備について」を発出した	5/21「院内感染対策の徹底について」 ／ 5/22「重篤化しやすい基礎疾患を有する者等について」			8/28「新型インフルエンザ患者数の増加に向けた医療提供体制の確保等について」 ／ 9/11, 25「新型インフルエンザに係る医療体制に関する調査結果について」	11/16「わが国における新型インフルエンザ（H1N1）感染による重症例の臨床的特徴について（情報提供）」 ／ 11/20「新型インフルエンザの発生動向～医療従事者向け疫学情報～」	
発生動向		5/9検疫での捕捉 ／ 5/16国内初発例			8/15国内最初の死亡者 ／ 8/28国内流行入り		

図1-1-3　医療体制の概要

ンター^{（※2）}と発熱外来の設置の準備を急ぐべきことが示されました（**図 1-1-3**）.

　5月16日, 兵庫県神戸市において国内最初の新型インフルエンザ患者の発生が確認されました. 兵庫県および大阪府では感染拡大が急速で, 当初は二次医療圏（「区域内で一般的な医療の提供が行える」よう医療計画において定められた区域. 基礎的な医療提供の一次医療圏, 高度専門的な医療提供の三次医療圏, その中間が二次医療圏と言える. 2018年10月現在, 全国で計335区域）ごとに整備する予定であった発熱外来も数か所に留まっていたため, 発生する相談件数および患者数に追いつくことができませんでした. 特に, 第1例の患者が海外渡航歴のない高校生であったことから, 神戸市においては渡航歴の有無によらず発熱外来に発熱患者が集まったため, 数日にわたって発熱外来が混乱状態となりました. また, 感染症指定医療機関もすぐに満床となったた

※2　発熱相談センター：発熱のある人が不用意に診療所等を訪れると待合室でほかの患者に感染させてしまうのでそれを防ぐために事前に電話相談をしてもらうところ. また, 地域住民への心理的なサポートも行うところ. 主に保健所等を想定.

め，全ての患者を入院させることは不可能となり，軽症の方は自宅待機とすることとされました．

　5月22日に厚生労働省は運用指針を策定しました．この運用指針では「各地域の感染の広がりが異なる時点では，行動計画をそのまま適用するのではなく，対策を弾力的に行うことも必要である．運用において，感染者・患者の発生した地域を2つに分けて対応する」として，患者発生が少数であり，感染拡大防止に努める地域と，急速な患者数の増加が見られ重症化の防止に重点を置く地域とに区分し，状況に応じた対策を地方自治体が厚生労働省との相談のもとに実施することとしました．

　その後，国内外の感染が拡大したことから厚生労働省は6月19日に運用指針を改訂しました．改訂運用指針では，患者発生数に応じた2つの地域区分を廃止し，医療体制については以下のように全国で統一した対応を取ることとしました．

①保健所等に設置している発熱相談センターは，受診する医療機関がわからない方への適切な医療機関の紹介，自宅療養している患者への相談対応等，電話による情報提供を行う．

②医療機関の外来部門について，患者数の増加に対応するため，原則として全ての一般医療機関において診療を行う．その際，発熱患者とそのほかの患者について医療機関内の受診待ちの区域を分ける，診療時間を分ける等，発熱外来機能を持たせるよう最大の注意を払う．

③強制的に入院させる入院措置については実施せず，軽症者は原則として自宅療養とするが，重症患者については，感染症指定医療機関以外の一般入院医療機関においても入院を受け入れる．なお，患者と濃厚接触者（患者の家族等）に対しては，外出自粛等，感染拡大防止行動の重要性をよく説明し協力を求めるとともに，一定期間に発熱等の症状が出現した場合，保健所への連絡を要請する．

④抗インフルエンザウイルス薬の予防投与については，基礎疾患を有する方等で感染を強く疑われる場合に医師の判断により行う．

　8月15日，沖縄県で基礎疾患を有する50歳代の男性が死亡し，これが国内初の死亡例となりました．その後も，基礎疾患を有する方の死亡や小児の脳症

や肺炎による重症例が，流行が拡大している地域を中心に報告されるようになりました．死亡事例については，ウイルスの遺伝子変異等の異常がないか，国立感染症研究所において遺伝子配列の確認作業等が行われ，明らかな異常がないことが確認されました．

　8月28日，厚生労働省は，事務連絡「新型インフルエンザ患者数の増加に向けた医療提供体制の確保等について」を発出しました．この中で，「新型インフルエンザの流行シナリオ」を公表し，各都道府県に対して，入院診療を行う医療機関の病床数等について確認および報告を求めるとともに，受け入れ医療機関の確保や重症患者の受け入れ調整機能の確保等，地域の実情に応じて必要な医療提供体制の確保対策等を講じるよう求めました．また，医療機関に対しては，厚生労働省研究班（主任研究者 工藤宏一郎，分担研究者 川名明彦）が作成した「新型インフルエンザ（A/H1N1）診療の基本的考え方」を示しました．

　その後は急速に国内でも感染が拡大し，特に沖縄県では，一部の医療機関において救急外来が混雑したり，重症患者の受け入れが重なったり等の一時的な混乱が認められました．ただし，沖縄県庁，医療関係団体，各医療機関等の連携により，地域中核医療機関を周辺の診療所等が支える対策が取られたこと，また協力を呼びかけられた市民がこれに応えたことで乗り越えることができました．

　厚生労働省としても，沖縄県の取り組みを注視し，その対策について情報収集を行い，沖縄県の対策とその成果を全国の都道府県に周知するため9月8日に開催した全国担当課長会議において，こうした沖縄県の取り組みについて「新型インフルエンザに関する沖縄県の現状と対策について」と題し，沖縄県の感染症担当者より報告いただきました．

　その後，厚生労働省は運用指針の二訂版を10月1日に公表しました．医療体制については，これまでの運用指針から特段の変更は加えませんでしたが，引き続き，大規模な流行が生じた場合においても患者数の急激な増加に対応できる病床の確保と重症患者の救命を最優先とする医療提供体制の整備を進めることを確認して，以下のように，より具体的に提供体制の整備の考え方について示しました．

①慢性疾患等を有する定期受診患者については，感染機会を減らすため長期処

方を行うことや，発症時には電話による診療でファクシミリ等による抗インフルエンザウイルス薬等の処方ができること.

②夜間や休日の外来患者の急激な増加に備えて，都道府県等は，地域医師会と連携して，救急医療機関の診療を支援する等の協力体制についてあらかじめ調整すること.

③患者数が増加し医療機関での対応が困難な状況が予測される場合には，公共施設等の医療機関以外の場所に外来を設置する必要性について，都道府県等が地域の特性に応じて検討すること.

④重症者の受け入れ体制の整備のため，都道府県等は，入院診療を行う医療機関の病床数および稼働状況，人工呼吸器保有台数および稼働状況並びにこれらの実施ができる人員数等について確認し，必要に応じて患者の受け入れ調整等を行うこと.特に，透析患者，小児，妊婦等の重症者の搬送・受け入れ体制について整備すること.

こうした対応について，総括会議においては，病原性に応じて発熱相談センターや発熱外来の期待される役割や機能について見直しが必要とする意見や，地域の実情を踏まえた医療連携体制の構築の必要性を指摘する意見が出されました.

最終的な報告書では，発熱相談センターと発熱外来の設置の是非，設置する場合の対象者，求める役割，機能，体制について，病原性等も考慮しながら，再度整理すべきである．その際，①都道府県が設置の要否を柔軟に判断できるような仕組みとすることや，②役割に応じて一般に誤解を与えない名称とすべきこと，③その機能や役割等について，広報や周知を徹底することが必要であることに，特に留意しつつ，国が基本的な方針，考え方を示した上で，都道府県ごとに地域の実情を踏まえ，必要となる医療提供体制について検討を進めるべきである．また，国は，これに対する必要な支援を行うべきである．医療機関同士および行政との連携体制を一層強化する必要がある，等の提言がまとめられました.

H. ワクチン

新型インフルエンザワクチンの生産の要否，生産量，輸入すべきかどうか，

接種の優先順位，接種費用をどうするか，等は大きな課題でした．

　国内産ワクチンのみでは必要量の確保が困難な場合に備え，輸入ワクチンの確保のため，4月28日から情報収集を開始し，当該情報をもとに，7月上旬には海外企業3社と交渉開始合意書を締結しました．また，その冬の季節性インフルエンザのためのワクチンの生産の要否を議論しましたが，WHOの方針や専門家の意見を踏まえ，6月19日に，その生産量を例年の8割とすることを決定しました．さらに7月6日には国内のワクチン製造企業に対し，新型インフルエンザワクチン製造株を通知するとともに，7月14日には正式にワクチン生産開始を依頼しました．

　その後，十数回の専門家等を交えた意見交換会やパブリックコメント等を行い，国としては10月1日に決定された基本方針において，重症者の発生等の健康被害を防止するため，余剰が生じる可能性も考慮の上，危機管理の観点から，ワクチンの2回接種を前提として，医療従事者や基礎疾患を有する方等の優先接種対象者の全員（5,400万人）と健康成人（7,250万人）の約3割（2,300万人）の計7,700万人が接種できる量を確保することとし，このうち2,700万人分は国内産，5,000万人分は輸入ワクチンでまかなうこととしました．

1）ワクチンの接種順位について

　患者団体やワクチンの専門家，倫理学者等関係者を集めた意見交換会を13回開催し，また，パブリックコメントを行った上で，2009年10月1日に政府の新型インフルエンザ対策本部において「新型インフルエンザ（A/H1N1）ワクチン接種の基本方針」を定めました．その中では，ワクチンの優先接種対象者について，「当面，確保できるワクチン量に限りがあり，その供給も順次行われていく見通しであることから，死亡者や重症者の発生をできる限り減らすことおよびそのために必要な医療を確保することという目的に照らし，①インフルエンザ患者の診療に直接従事する医療従事者（救急隊員を含む），②妊婦および基礎疾患を有する者，③1歳〜小学校低学年に相当する年齢の者，④1歳未満の小児の保護者等の順に優先的に接種を開始する．小学校高学年，中学生，高校生に相当する年齢の者および65歳以上の高齢者についても，優先的に接種する．優先的に接種する者以外の者に対する接種は，優先的に接種する者への接種事業の状況等を踏まえ，対応」としました．なお，接種スケジュー

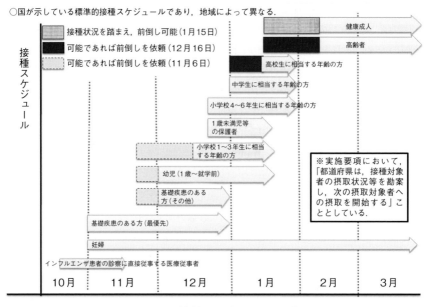

○国が示している標準的接種スケジュールであり，地域によって異なる．

図1-1-4　接種スケジュールの目安

ルについては，国が標準的なものを示した上で，接種や出荷の状況に応じ，都道府県の判断でその前倒しを可能としました（**図1-1-4**）．

2) ワクチン接種回数について

　9月17日から行われた健康成人に対する1回接種後の臨床試験の結果において免疫反応が良好だったことや，海外の知見を踏まえ，健康成人以外のカテゴリーも1回接種とする意見もありましたが，その後，さらなる知見の収集が必要との意見もあり，当面は2回接種を前提とし，妊婦や中高生に対する臨床試験を行い，その結果に基づき慎重に判断することにしました．最終的に12月16日に「13歳未満の者は，2回接種とし，健康成人，妊婦，中高生，高齢者および基礎疾患を有する者は，1回接種（ただし，著しく免疫反応が抑制されている方は，個別に医師と相談の上で2回接種としても差し支えない）」と決定しました．こうした決定プロセスを公開の会議で行っていたため，接種回数が1回から2回，2回から1回と変遷したように報道され，一時的に混乱を来しました．

3) 10 mL バイアルについて

ワクチンの 1 本あたりの容量をいくらにするかも大きな課題でした．診療現場からは 1 mL バイアル（薬剤を入れるガラス製の容器）の方が利便性が高い（1 本あたりの容量が小さければ一度に数多くの方を集めて接種する必要性が少なくなる）との意見が多く，専門家からは 10 mL バイアルの安全性を懸念する意見もありましたが，一方で，① 10 mL バイアル製剤を製造すれば生産効率が向上し，より多くの人に使用可能となることから，できる限り 10 mL バイアルを製造すべきとの意見があったこと，②欧米各国においては，マルチドーズバイアル（5 mL バイアルもしくは 10 mL バイアル）を活用し，集団接種を実施することが前提となっていたこと，③製造業者のうち 1 社は，季節性インフルエンザワクチンの製造を中止しなければ，年内に新型インフルエンザワクチンの 1 mL バイアルでの製造ができないとの申し出があったこと，④他の 3 社については，1 mL バイアルと 10 mL バイアルでの試算上接種見込み数に大きな差が生じなかったことから，2009 年の年内においては，1 社については 10 mL バイアル製剤，ほかの 3 社については 1 mL バイアル製剤の製造となりました．

その後，医療現場においては，1 mL バイアル製剤への要望が高まっていること，接種回数の変更に伴い，国内産ワクチンの接種可能な人数が大幅に増加する見通しであること等，国内産ワクチン製造を取り巻く状況が変化していることを踏まえ，11 月 17 日に通知を発出し，1 月以降は全量を 1 mL バイアル製剤としました．

4) 接種の実施体制

予防接種法に基づく接種については，（季節性）インフルエンザの定期接種の対象者は，高齢者に限定されていました．また，法律上の「臨時接種」は病原性のかなり高い感染症を想定したものでした．今回の新型インフルエンザの予防接種については，そのウイルスの病原性等を考えると本来は，予防接種法を改正して市町村を実施主体と位置づけるべきところでしたが，その時間的余裕もなかったことから，予防接種法に基づく臨時接種等ではなく，特例的に国をその実施主体とし，都道府県，市町村および医療機関の協力を得て，予算事業として行うこととしました．

　これに対し，総括会議では，国内の生産体制との接種体制の構築を求める意見や集団接種の必要性を述べる意見，接種順位の柔軟な運用を求める意見が出されました．最終的に報告書では，国家の安全保障という観点からも，可及的速やかに国民全員分のワクチンを確保するため，ワクチン製造業者を支援し，細胞培養ワクチンや経鼻ワクチン等の開発の推進を行うとともに，ワクチン生産体制を強化すべきである，あわせて，輸入ワクチンについても，危機管理の観点から複数の海外メーカーと連携しつつ，ワクチンを確保する方策の 1 つとして検討していくべきである，との提言がなされました．また，今回の新型インフルエンザ対策の経験を踏まえ，現場の意見を聞きながら，新型インフルエンザ対策行動計画に基づくワクチン接種に関するガイドラインを早急に策定するべきである，その際，実施主体，費用負担のあり方，集団接種等についても検討すべきである，優先接種対象者等については，広く国民の意見を聞きながら国が決定するが，都道府県や市町村等が地域の実情を踏まえ，柔軟に運用できるようにすべきである，等の提言もなされました．

I. 結び

　2009 年 4 月の新型インフルエンザの発生から第 1 波のピークが終わる 12 月までの間に取った対策について，今回の国の対策はやり過ぎであった，対策の転換点（5 月 22 日や 6 月 19 日）が遅かった等，やり過ぎ批判を受けることが多くありました．一方，新型インフルエンザが発生して 1 年経過した時点で，今回のインフルエンザは病原性が低い等と軽々に発言すべきではない，と専門家から指摘を受けることもよくありました．日本の死亡者が少なかったのは結果論であって米国では 1 万人以上の方が死亡したと推計されており，気を緩めてはいけない，とのことでした．WHO はメキシコの致死率について 2009 年 5 月中旬の段階でもアジアインフルエンザと同程度の数字を公表しており，また，WHO は 6 月 12 日にフェーズ 6 を宣言する際，今般のパンデミックを mild（緩やか）ではなく，moderate（中程度）と評価し，さらに英国，韓国，中国が対策を「封じ込め」から「感染者対応」に主軸を移したのはいずれも 2009 年 7 月に入ってからであったことを考えると，仮に日本が対策の転換点をより早くして，それにより国内で米国並みの死亡者が発生していたならば，当時の批判とは逆に対策が不十分と批判を受けていたかもしれません（**表**

表 1-1-7　当時入手できた主な知見（病原性）

・4 月 24 日　メキシコにおいて**死亡者多数**（WHO）
・5 月 8 日　MMWR（CDC）
　　　　　　大多数の人は感染しても**軽症**，しかし，**健康な若年者や子どもの中で重症化
　　　　　　や死亡の報告**があり，いくつかの特徴が季節性インフルエンザと異なる
・5 月 11 日　WHO，メキシコの合同調査結果発表
　　　　　　季節性より感染力は強い．**推定致死率 0.4% でアジアインフルエンザと同等**
・5 月 13 日　専門家諮問委員会報告
　　　　　　臨床経過は**季節性インフルエンザに類似**．ただし，**基礎疾患を有する方を中
　　　　　　心に一部重篤化**することに注意
・6 月 2 日　ニューヨーク市より臨床像の報告
　　　　　　入院患者 341 人のうち，**82% が基礎疾患**を有していた
・6 月 12 日　WHO が**フェーズ 6 宣言**
　　　　　　Moderate と評価

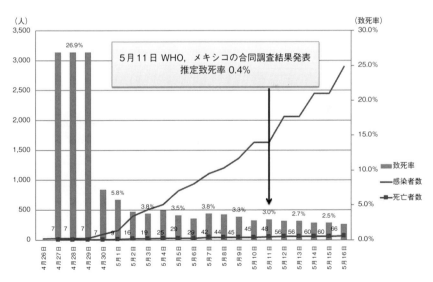

図 1-1-5　メキシコの致死率の推移

WHO：Situation updates-Pandemic（H1N1）. WHO, 2009
Fraser C, Donelly CA, Cauchemez S, et al.：Pandemic potential of a strain of influ-
enza A（H1N1）：early findings. Science 324(5934)：1557-1561, 2009.

1-1-7）（図1-1-5）.

　厚生労働省は今回，国内での感染者の多くは軽症との情報を2009年5月初旬の段階で入手はしていましたが，一方で海外から入ってくる別の情報は上記のように決して看過できる情報ではなかったため，常に最悪の事態を想定しながら対応するという危機管理の鉄則を一貫して維持しました．ワクチンの輸入についても9月に決断する段階では，その時点で得られた情報に基づき，万が一のことを考え，多めの量を確保することにしました．結果的には接種率が低かったため，かなりの量が余ってしまいましたが，危機管理の姿勢として，このことを批判する方は多くはなかったと思います．

　いずれにしても今回は非常に貴重な経験を得ることができました．こうした経験を将来発生することが予想されている次回の新型インフルエンザ対策に活かしていければと考えています．

参考　WHO（世界保健機関）の新型インフルエンザのパンデミックフェーズ

国際医療福祉大学医学部公衆衛生学教授　和田　耕治

　世界保健機関（World Health Organization：WHO）は2005年にパンデミックのフェーズを**表**のように規定していた．2009年時点はこのフェーズに基づいた対応であった[1]．

表　WHOのフェーズ分類

WHOの2005年版分類による パンデミックフェーズ	パンデミック対策の 各フェーズにおける目標
フェーズ1（前パンデミック期） ヒトから新しい亜型のインフルエンザは検出されていないが，ヒトへ感染する可能性をもつ型のウイルスを動物に検出．	世界，国家，都道府県，市区町村のそれぞれのレベルで，パンデミック対策を強化する．
フェーズ2（前パンデミック期） ヒトから新しい亜型のインフルエンザは検出されていないが，動物からヒトへ感染するリスクが高いウイルスが検出．	ヒトの感染拡大のリスクを減少させ，仮にヒト感染が起きたとしたら，迅速な検知，報告が行われる体制を整備する．
フェーズ3（パンデミックアラート期） ヒトへの新しい亜型のインフルエンザ感染が確認されているが，ヒトからヒトへの感染は基本的にない．	新型ウイルスを迅速に検査診断し，報告し，次の患者発生に備える．

フェーズ4（パンデミックアラート期） ヒトからヒトへの新しい亜型のインフルエンザ感染が確認されているが，感染集団は小さく限られている．	隔離をはじめとした物理的な封じ込め対策を積極的に導入し，ワクチンの開発と接種などの，事前に計画し，準備した感染症対策の実施に必要な時間的猶予を確保するために，最大限努める．
フェーズ5（パンデミックアラート期） ヒトからヒトへの新しい亜型のインフルエンザ感染が確認され，より大きな集団発生がみられる．	
フェーズ6（パンデミック期） パンデミックが発生し，一般社会で急速に感染が拡大している．	パンデミックの影響を最小限にとどめるためのあらゆる対策をとる．
後パンデミック期 パンデミックが発生する前の状態へ，急速に回復する時期．	パンデミックによる多方面への影響を評価し，計画的復興と対策の改善を実施する．

　2017年に改訂されたWHOのガイドライン[2]では，新しいパンデミック警戒フェーズの基準として，新型インフルエンザウイルスの世界的な拡がりに応じて4段階とし（「パンデミックとパンデミックの間の時期」「警戒期」「パンデミック期」「移行期」），新型インフルエンザウイルスの世界の平均的な流行状況を各国が理解するために使用するものとしている（**図**）．

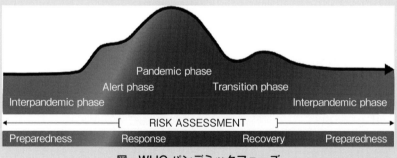

図　WHOパンデミックフェーズ

（WHO Pandemic Influenza Risk Management（2017））

○**パンデミックとパンデミックの間の時期（Interpandemic phase）**：新型インフルエンザによるパンデミックとパンデミックの間の段階．
○**警戒期（Alert phase）**：新しい亜型のインフルエンザのヒトへの感染が確認された段階．
○**パンデミック期（Pandemic phase）**：新しい亜型のインフルエンザのヒトへの感染が世界的に拡大した段階．
○**移行期（Transition phase）**：世界的なリスクが下がり，世界的な対応の段階的縮小や国ごとの対策の縮小等が起こりうる段階．

WHO のリスクアセスメントを考慮しつつ，各国が独自にリスクアセスメントを行い，それに基づいた対策を講じることが求められていることから，政府行動計画において発生段階を「未発生期」「海外発生期」「国内発生早期」「国内感染期」「小康期」に分けて記載している．

1) WHO：WHO global influenza preparedness plan. 2005.
2) WHO：Pandemic influenza risk management. 2017.

参考　新型インフルエンザ対策行動計画

国際医療福祉大学医学部公衆衛生学教授　和田　耕治

当時（2009 年）の厚生労働省新型インフルエンザ対策行動計画（2009 年 2 月 17 日最終改訂）における発生段階と状態を**表 1** に，発生段階と方針を**図 1** に示した[1]．

なお現在は，内閣官房による新型インフルエンザ等対策政府行動計画（2017 年 9 月 12 日変更）にて**表 2**，**図 2** のように変更されている[2]．

表 1　2009 年当時のインフルエンザの発生段階区分

発生段階		状　態
前段階（未発生期）		新型インフルエンザが発生していない状態
第一段階（海外発生期）		海外で新型インフルエンザが発生した状態
第二段階（国内発生早期）		国内で新型インフルエンザが発生した状態
第三段階		国内で，患者の接触歴が疫学調査で追えなくなった事例が生じた状態
（各都道府県の判断）	感染拡大期	各都道府県において，入院措置等による感染拡大防止効果が期待される状態
	まん延期	各都道府県において，入院措置等による感染拡大防止効果が十分に得られなくなった状態
	回復期	各都道府県において，ピークを越えたと判断できる状態
第四段階（小康期）		患者の発生が減少し，低い水準でとどまっている状態

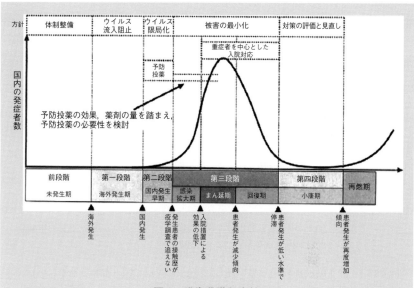

図 1　発生段階と方針

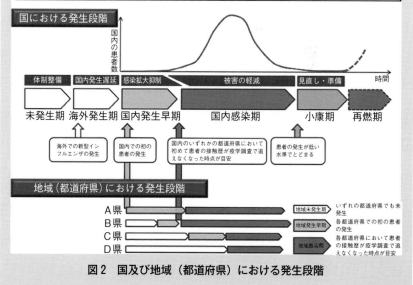

図 2　国及び地域（都道府県）における発生段階

表 2　現行の発生段階区分

発生段階	状態
未発生期	新型インフルエンザ等が発生していない状態
海外発生期	海外で新型インフルエンザ等が発生した状態
国内発生早期	国内のいずれかの都道府県で新型インフルエンザ等の患者が発生しているが，全ての患者の接触歴を疫学調査で追える状態 各都道府県においては，以下のいずれかの発生段階． ・地域未発生期（各都道府県で新型インフルエンザ等の患者が発生していない状態） ・地域発生早期（各都道府県で新型インフルエンザ等の患者が発生しているが，全ての患者の接触歴を疫学調査で追える状態）
国内感染期	国内のいずれかの都道府県で，新型インフルエンザ等の患者の接触歴が疫学調査で追えなくなった状態 各都道府県においては，以下のいずれかの発生段階． ・地域未発生期（各都道府県で新型インフルエンザ等の患者が発生していない状態） ・地域発生早期（各都道府県で新型インフルエンザ等の患者が発生しているが，全ての患者の接触歴を疫学調査で追える状態） ・地域感染期（各都道府県で新型インフルエンザ等の患者の接触歴が疫学調査で追えなくなった状態） ※感染拡大〜まん延〜患者の減少
小康期	新型インフルエンザ等の患者の発生が減少し，低い水準でとどまっている状態

1）新型インフルエンザ及び鳥インフルエンザに関する関係省庁対策会議：新型インフルエンザ
　対策行動計画（平成 21 年 2 月改訂）
2）内閣官房：新型インフルエンザ等対策政府行動計画（平成 29 年 9 月 12 日変更）

2. 新型インフルエンザ（A/H1N1）に対する成田空港検疫所での対応

宮城県結核予防会
元　成田空港検疫所課長　小野　日出麿

A. はじめに

　成田空港は新型インフルエンザ発生国からの航空機が集中し，新型インフルエンザ水際対策の主要な拠点になりました．当時，私は検疫課長として成田空港検疫所に勤務していましたので，検疫現場の状況や新型インフルエンザ患者発見時の対応等と検疫対応を行う上での課題や問題について述べたいと思います．以下，日付は全て 2009 年のものです．

　メキシコでの呼吸器感染症に関する情報を得た厚生労働省の指示で，4 月 25 日よりメキシコから来航する乗客に発熱者等がいた場合，簡易検査キットによりインフルエンザの検査をする等，通常よりも強化した検疫を行うこととしたのが始まりでした．発生前には新型インフルエンザについて事前に何らかの情報があり，もう少し対応を準備する時間もあるだろうと思っていましたが，早くも 4 月 28 日には世界保健機関（World Health Organization：WHO）がフェーズ 4 宣言を行い，当時，ブタのインフルエンザウイルスがヒトの間で感染が拡大していった，いわゆるブタインフルエンザ H1N1 が感染症法上の新型インフルエンザに位置づけられました．

　それに伴い，新型インフルエンザ対策行動計画に基づき内閣総理大臣を本部長とする新型インフルエンザ対策本部が設置され，厚生労働省からの指示で検疫所は同日から「水際対策に関するガイドライン」「検疫に関するガイドライン」（いずれも新型インフルエンザ及び鳥インフルエンザに関する関係省庁対策会議策定）に基づく検疫対応を開始しました．新型インフルエンザ発生国としてはメキシコ，米国（本土），カナダが指定されました．検疫対応については途中で変更がありましたが，ここでは主に患者の隔離を含めた検疫強化が行われた 4 月 28 日から 6 月 18 日までの成田空港検疫所での対応について述べます．

　発生国滞在歴等の疫学的条件を満たし，38℃ 以上の発熱または最近になって少なくとも①鼻水・鼻づまり，②喉の痛み，③咳，④発熱があるか悪寒がある

こと，のうち 2 つ以上の症状が認められるという症例定義に合致する有症者にはインフルエンザ迅速診断キットを用いた検査を行い，インフルエンザウイルス A 型陽性の場合は polymerase chain reaction（PCR）検査（遺伝子増幅法を用いた確定検査）を行いました．PCR 検査には数時間かかるため，結果が判明するまで有症者は病院に，同行者と有症者の 2 m 以内に着座した乗客および対応したキャビンアテンダント等の濃厚接触者は近くのホテルにて一時待機としました．

　新型インフルエンザ感染が確定した場合に患者は病院に隔離し，濃厚接触者はホテルで停留[※1]を行いました．また，新型インフルエンザ発生国に滞在した人は停留期間に準じ最大 10 日間の健康状態を確認する健康監視[※2]の対象者となるため，メキシコ，米国（本土），カナダからの帰国・入国者の情報は，健康監視を行う保健所・地方自治体に送付しました．具体的な検疫強化対応は，新型インフルエンザ発生国から到着した航空機には検疫官が乗り込み健康状態質問票の確認等による体調不良者の把握，サーモグラフィーによる体温チェック，診察を行い症例定義に合致する有症者を発見した場合はインフルエンザ迅速診断キットを用いた検査を行う機内検疫[※3]としました．さらに全ての帰国・入国者に対して検疫検査場において健康状態質問票の徴集による新型インフルエンザ発生国滞在歴の確認，サーモグラフィーによる体温チェック等による健康状態の確認と必要がある場合に診察と検査を行いました．

B.　検疫対応の実績

　新型インフルエンザ検疫対応を開始した 4 月 28 日から 6 月 18 日までの間に成田空港に到着した航空機は 1 日平均 199.5 機で最多は 1 日 218 機，帰国・入国者数は 1 日最多 50,150 人でした．機内検疫対象の発生国に指定されたメキシコ，米国（本土），カナダから日本に来航する航空機の 9 割以上が成田空港着であり 1 日平均 36.6 機で最多は 1 日 42 機，乗客・乗務員数は 1 日平均

※1　停留：感染している可能性が高い人を一定期間隔離すること．さらなる感染拡大を防ぐための措置であることに加え，感染者は発症してもすぐに治療を受けることが可能となる．新型インフルエンザ対策では医療機関以外にホテルも停留施設となる．
※2　健康監視：入国後しばらくの間，体調に変化がないか電話等で確認すること．新型インフルエンザは感染直後には発症しないため，対象者の健康を数日間フォローしていた．
※3　機内検疫：乗客が感染しているか否かの確認・検査等を機内で行うこと．

表 1-2-1　成田空港検疫所で発見された新型インフルエンザ患者

症例	来航日	国籍	年齢	検疫時体温	出発地	濃厚接触者数・対応等
1	5月8日	日本	40歳代	38.5℃	トロント	49人 停留，同一便
2		日本	10歳代	36.6℃		
3		日本	10歳代	37.1℃		
4		日本	10歳代	停留中発症		
5	5月21日	韓国	20歳代	38.4℃	シカゴ	11人　停留→健康監視
6	5月24日	日本	40歳代	37.1℃	シアトル	3人　健康監視
7	5月25日	米国	30歳代	37.2℃	ロサンゼルス	16人 健康監視，同一便
8		米国	5歳	36.6℃		
9	6月9日	日本	10歳代	36.9℃	トロント	32人 健康監視，同一便
10		日本	10歳代	36.8℃		

8,578.8 人でした．また，症例定義に合致する有症者数であるインフルエンザ迅速診断キットでの検査総数は 805 件，1 日平均 15.5 件で最多は 1 日 48 件でした．新型インフルエンザ発生国に滞在した人の健康監視は 5 月 22 日より中止になりましたが，前日の 5 月 21 日まで合計 117,553 件の情報を保健所等に送付しました．

　インフルエンザ迅速診断キットで A 型陽性となった有症者を隔離施設[※4] の病院に 19 回，合計 22 人を搬送しました．また，濃厚接触者の停留措置が中止される 5 月 21 日までに一時待機としたのは 4 回，合計 119 人でした．一時待機とはいえ PCR 検査の結果が判明したのが深夜から未明にかけてであったため，1 泊することになりました．それら一時待機者のうち，新型インフルエンザ発見事例となった 5 月 8 日と 5 月 21 日の 2 回の合計 60 人が停留対象となりました．5 月 21 日の事例では停留指示と同時に停留解除し健康監視としたため，実質は 5 月 8 日の最初の事例 49 人のみが停留となりました．この間に成田空港検疫所で発見された新型インフルエンザの患者は停留中に発症した 1 人を含め，5 便から合計 10 人でした（**表 1-2-1**）．また，インフルエンザ迅速診断キットで A 型陽性でその後の PCR 検査で季節性インフルエンザと診断された人が 7 人，B 型陽性が 1 人でした．

※4　隔離施設：ほかの人への感染を防ぐため，隔離された部屋をもつ施設．

C. 新型インフルエンザ（A/H1N1）検疫対応の問題点

1）想定外の状況

　当時の「水際対策に関するガイドライン」「検疫に関するガイドライン」は強毒性の鳥インフルエンザ A（H5N1）が変異して新型インフルエンザになることを念頭に，発生国も主に東南アジア等であることを想定して策定されました．そのため，発生国からの到着便数である機内検疫対象便数も 1 日数便から 10 数便と想定されていました．しかし，実際に発生した新型インフルエンザ（A/H1N1）は発生国がメキシコ，米国（本土），カナダであり，到着便数は想定を大きく上回る 1 日あたり 30 数便であり，その機内検疫，帰国・入国者全員からの健康状態質問票の徴集，健康監視対象者情報送付等の対応に想定を大幅に超える多くの人員を必要としました．ピーク時においては，通常状態で検疫業務に携わっている人員の 10 倍以上の 1 日あたり 200 人を超える応援者で何とか対応することができました．しかし，新型インフルエンザ対応開始後数日は人員不足により機内検疫開始まで長時間待たせる等，大きな混乱を生じました．

　また，第 3 国経由での帰国・入国者を把握するために全ての帰国・入国者から健康状態質問票の徴集を行いましたが，帰国・入国者は 1 日約 4 万人にもなるために時間を要し，検疫検査場で多くの人が滞留し混乱を起こしました．機内検疫や検疫検査場での検疫に時間を要することや乗り継ぎに問題が生じる等で多くのクレームがありました．さらには検疫所職員が取り囲まれる等の暴力事件になりかけたことも何度かありました．それだけ乗客等の空港利用者や航空会社等の空港関係者にも負担のかかる対応であったと思います．

　4 月 28 日に外務省が「水際対策に関するガイドライン」に基づき海外感染症情報を出すと共にメキシコに対する査証審査免除の一時停止等を行いましたがゴールデンウィークだったこともあってか来航者数は減少することはなく，逆に来航便数は 5 月 5 日から 2 便の増加となりました．

2）検疫の抱える課題

　そもそも感染症には潜伏期間が存在し，ウイルス等の病原体が体に侵入して

コラム

2009年新型インフルエンザパンデミックを振り返って

厚生労働省 医薬・生活衛生局 生活衛生・食品安全企画課 検疫所業務管理室
元 成田空港検疫所検疫官　　　　　　　　　　　　　　小出　由美子

2009年の新型インフルエンザパンデミックは唐突に始まりました.

当時私は，成田空港の検疫所で検疫官として対応していました. 思い出されるのは到着した飛行機からどっと吐き出されるようにロビーに流れ込む多くの乗客の熱気と疲れた顔や不機嫌な顔の人，ひと，ヒト…….

飛行機の到着は時間によって過密になっており，到着ロビーは次々と到着した人で埋め尽くされていました. 後から到着した乗客らは，長い通路の奥で何が行われているかわからないままに並ぶ人も多かったように思います. 検疫のブース前では，「早くしろ」といった怒りの声，質問票を検疫官に投げるように出す人，検疫官が質問をすれば睨むように答える人，混乱が起きないように警備や警察に協力してもらいましたが，押し寄せる人に恐怖に似た感情は今でも思い出します.

質問票は少しでも感染の疑いのある人に検疫で（国内へのまん延を遅らせるためにも）食い止めるための重要な情報であるため，正しく申告してもらわなければいけません. 不備がある場合はその場で質問して確認したり，書き直してもらうことが必要となるため，余計に混乱を招いていたようにも思います. 入国を急ぐ乗客には，これらを迷惑だといった表情が見て取れ，何のためにこれが必要なのかわからない人も多かったように思います.

新型インフルエンザの報道は日々，加熱していきましたが，検疫の仕事を理解されるまでには至らなかったように思います. また，私達も目先の仕事で手一杯となっていたため，情報を伝えるといった余裕はありませんでした.

2009年のパンデミックを経験して思うことは，日頃から国民の目線に立って情報をわかりやすく伝え，理解を得ておくことの大切さでした. その活動は再びパンデミックが起きた時の備えの1つだと思っています.

も症状が出るまでに時間があることや感染しても症例定義に該当するような明確な症状を示さない感染者も存在します. 症例定義に合致する症状があっても検査感度の問題や症状が出てからの時間によっては検出できない場合があること等から検疫で感染症患者を完全に把握するのは不可能です. さらに健康状態質問票，問診による情報は基本的に自己申告です. 急ぐ場合やほかの人を待たせている状況では留め置かれるかもしれない検疫ではどうしても症状をない方にと感じる・訴えるのはやむを得ないと思います. また，待たされて苛立つ多くの乗客・乗務員を検疫官は丁寧に確認してはいますが，それでも病院等の医

療機関での問診のように時間をかけていられないのが現実です．サーモグラフィーは体表温を測定するため，外気温等の周囲の状況の影響を受けやすく，有症者発見のための補助手段としかなり得ません．そもそも，今回機内検疫で発見された 9 人の患者で発見時に腋下での測定で体温が 38℃ 以上であった者は 2 人に過ぎず，解熱薬を使用している場合もあり，発熱での拾い上げにも限界があります（**表 1-2-1**）．

　また，5 月 21 日までの停留を行っていた期間に簡易キットで A 型陽性となった有症者には，一時待機した濃厚接触者の方々に迷惑をかけたという意識が非常に強く見られました．一時待機といっても次の日の朝までの待機を余儀なくされることになりますし，PCR 検査の結果で新型インフルエンザ感染となれば約 10 日間の停留となり旅行計画等に大きな影響があったと思われます．そのような理由もあってか機内検疫では症状を申告せずに降機後に検疫所の健康相談室や空港内のクリニックを受診した乗客もいました．検疫は，検疫官の観察や自己申告，サーモグラフィー等により，体調の悪い方を把握しますので，検疫官に相談しやすい環境づくりと，検疫業務について国民の理解と協力が得られるように，日頃から情報発信することは重要であると思います．

D．まとめ

　2009 年の新型インフルエンザ発生時，成田空港検疫所では新型インフルエンザ水際対策の拠点の 1 つとして機内検疫，隔離・停留を含めガイドラインに沿った対応を行いました．

　5 月 8 日到着便からわが国初の新型インフルエンザ感染者 4 人を発見しました．これにより日本人での新型インフルエンザ患者の症状・経過を把握することができました．さらに，検出されたウイルスは成田 1 号株としてその後の検査や調査に広く活用されることとなりました．感染拡大を起こしやすい高校生，中学生の感染例を含め 10 人の新型インフルエンザ患者の入国を防いだことと，注意喚起，健康監視によって入国後に発症した場合にも早期受診・治療に結びつけられたと思われる等，水際対策として一定の役割を果たせたと考えています．さらには，国が検疫の強化を指示して新型インフルエンザに対しての対応姿勢を示したことで，新型インフルエンザに対する意識が変わり，国民が早期に医療機関へ受診をした結果，他国に比べて著しく低い死亡率という結

果になったのだと思います．この時の新型インフルエンザ検疫対応の結果や医学的知見等を踏まえ，感染拡大防止に必要な濃厚接触者の範囲，扱いについての検討や，想定していなかった数々の課題についての検証が行われました．その結果に基づき，新型インフルエンザ対策における検疫の果たす役割について隔離・停留，対応方法を含め，現在の「新型インフルエンザ等対策ガイドライン」や「水際対策に関するガイドライン」が策定されています．さらに「新型インフルエンザ等対策特別措置法」も制定され，次に新型インフルエンザが発生した際には，より効果的で効率的で混乱の少ない検疫対応が行われると思います．

　新型インフルエンザ発生時等に限らず海外からの帰国時に検疫を受ける際には，自分のためにも，また家族を含めほかの人に感染させないためにも，できるだけ客観的に正確に健康状態質問票に記載することや検疫官に申し出ていただくようお願いします．ちなみに検疫所の健康相談室には医師や看護師等の医療職も待機しており，相談だけでなく，種類は限られますが，必要に応じて感染症の検査も受けることができます．感染症に関する情報等も提供できますので，気軽に立ち寄り検疫所の健康相談室を有効に使っていただきたいと思います．

　最後に，成田空港での 2009 年の新型インフルエンザ検疫対応については，検疫対象となった国からの帰国・入国者，空港利用者，空港関係者，応援いただいた皆様等多くの方々のご協力があって対応することができました．心から感謝いたします．

3. 2009 年新型インフルエンザ
―「国内初！」の経緯と課題・教訓―

日本パラリンピック委員会副委員長
元　神戸市保健福祉局長　　　　　　櫻井　誠一

A.　はじめに

　2009 年 4 月にメキシコで発生し，世界に広がった新型インフルエンザ（A/H1N1）は，結果的には通常の「季節性インフルエンザ」レベルと判断され収束したものの，その過程では行政・企業・市民等で多くの混乱が見られました．混乱の中には，地域経済に大きな打撃を与えたほか，人権侵害と思える事例も散見されました．あれから，10 年を迎えた 2019 年 1 月，季節性インフルエンザが過去 20 年間で最多の患者数を更新したと報道される等，注意の呼びかけはなされているものの，かかってから「まさか，私が……」という人も多く，必ずしも健康危機管理への意識が醸成されているとは言えません．世界的に見れば，私達が認識していない感染症がいつ発生してもおかしくない状況とも言われています．改めて 10 年前を振り返り，発生時に冷静に正しく判断し，行動することがいかに重要か再認識する機会とします（以下の日時は，年の記載がないものは全て 2009 年）．

B.　10 年前に何があったのか，その経緯は

　当時，神戸市保健福祉局長であった私が対応した経緯を中心に書かせていただきます．

1）メキシコでの発生から日本における水際作戦まで（4 月 25 日～5 月 15 日）

・4 月 25（土）：携帯メールで，「メキシコと米国でブタインフルエンザが発生した模様，国から連絡があり情報収集している」との連絡が，部下の局幹部から入った．「ブタ？　鳥ではないの？」「東南アジアでなく，メキシコ？」との戸惑い[※1] が最初．

・4 月 26（日）：ともかく既存の新型インフルエンザを想定したマニュアルに

沿って「保健所健康危機管理連絡会議」の開催,「相談窓口の設置」ホームページ掲載,「医師会等関係機関への情報提供」等を行った[※2]. 麻生総理（当時）が封じ込めのため水際対策を指示したとの情報もネットニュースでもたらされていた.

・4 月 28 日（火）：世界保健機関（World Health Organization：WHO）がフェーズ 4[※3], 舛添厚生労働大臣（当時）会見, 感染症予防法の「新型インフルエンザ」に位置づけられ, 政府基本的対処方針[※4]を決定・発表. 神戸市「新型インフルエンザ対策本部」（以下「対策本部」）を設置, 1 回目を開催.

・4 月 29 日（水）：WHO 緊急会見（フェーズ 5 へ引き上げ決定）.「新型インフルエンザ（豚インフルエンザ H1N1）に係る症例定義及び届出様式について」国が通知[※5]. 神戸市発熱相談センター設置.

・4 月 30 日（木）：WHO フェーズ 5 と指定. 午前 7 時の厚生労働大臣会見で, 水際作戦の徹底を指示. 第 2 回神戸市対策本部会議を開催.

・5 月 1 日（金）：厚生労働大臣が横浜の高校生感染疑い事例で未明の会見. 政府基本的対処方針の改定を発表. 第 3 回神戸市対策本部会議.

・ゴールデンウィーク帰国ラッシュ.

・5 月 2 日（土）～8 日（金）：各地で疑い例の報告相次ぐ. 神戸市でも複数の疑い症例を, 発熱外来である神戸市立医療センター中央市民病院に搬送. 結

※1 戸惑いの原因は：致死率の高いインフルエンザは,「鳥」から由来し, ヒトからヒトへと感染するインフルエンザを想定.「ブタ」は致死率が高いのか？　低いのか？　前提が違うと対応が異なる.

※2 対策準備を進めていた神戸市：神戸市では 2005 年 3 月に, 国の「平成 16 年度新型インフルエンザ対応検討小委員会報告書」を参考に,「新型インフルエンザ対応マニュアル」を策定. その後, 国の行動計画等をもとに, 2006 年 11 月に「神戸市保健福祉局新型インフルエンザ対策実施計画」を作り, 2007 年 8 月, 2008 年 1 月と改定して神戸市全体の計画へと格上げを重ね, さらに改定作業を実施中であった. また, 2008 年 11 月に訓練も行っていた.

※3 WHO フェーズ（2009 年パンデミック発生当時）とは：段階や局面を示す言葉で, 新型インフルエンザの流行の段階を表している. フェーズ 1～3 は大部分の感染が動物, わずかにヒトへの感染が見られる段階, フェーズ 4 はヒトからヒトへの感染が持続している段階, フェーズ 5～6 はヒトの感染が広範囲に広がる段階（パンデミック）(p.22 参照).

※4 基本的対処方針とは：基本的な取り組みの方針, さまざまに取り組む施策の方向を示して全国的に統一した対策を行おうとするもの, 法律で規定していないこと等状況に応じて方向を示すもの.

※5 症例定義とは：病気の症状の事例, 新型インフルエンザかどうかを確かめる判断のもとになる症状等の基準を定めたもの.「メキシコ等発生国から入国してきた人」という内容が入っていた.

果はいずれも新型インフルエンザ陰性だった.

・5月9日（土）：成田空港で，新型インフルエンザの感染者（3人）確認.
・5月10日（日）：成田空港で停留中の高校生1人の感染が発覚，4人目.
・5月11日（月）・12日（火）：高校生らの容体とともに，停留措置の状況が報道.
・5月13日（水）：政府の新型インフルエンザ対策本部専門家諮問委員会開催.厚生労働省は停留期間を7日間に短縮.
・5月14日（木）：厚生労働省，高校生のうち3人が5月15日に退院と発表.
・5月15日（金）：成田空港で発覚した高校生等の停留期間が7日間に短縮.濃厚接触で停留中の47人（感染が確認された高校生と同じ航空機に乗っていた人達）は解放.該当の高校生は検査で陰性が確認できなかったとして，退院延期.神戸市の発熱相談センターには設置からこの日までに1,647件の相談があったが，徐々に減少してきていた.一方，国レベルでは相談が増加し，24時間相談体制を取るようにとの要請が寄せられていた.

2）神戸市で渡航歴のない高校生が感染発覚「国内第1号」（5月15日〜5月28日）

・5月15日（金）：午後11時23分.当時，神戸市保健福祉局長であった筆者の携帯電話に部下からの1本の電話.
「あのおー，変な事例が出ました」
「変ってどうしたの？」と私.
「変なのですよね.渡航歴のない高校生から新型の結果が出たらしいのです.それも複数の可能性があるようなのです」
「それって，ニューヨークと同じじゃない？」と応じる.
「そうなんですかね.庶務課長も部長も来ていますので，ともかくはっきりしたら，また連絡します」と言って途切れた.
電話をしてきた部下は直接の担当ではないので，ニューヨークの高校生に起こったアウトブレイク[※6]のことを知らなかったようだ.

※6　ニューヨークでのアウトブレイクとは：2009年4月，ニューヨーク市の高校で起こったブタ由来の新型インフルエンザ集団感染.4月30日に米国の疾病管理予防センターから重症患者は見られないと発表されていた.

「嫌な結果になったな，すり抜けだ」「日本国内初が神戸か」「また，神戸が最初」「一番避けたいことだった」「また，よりによって私の時に」──と頭の中に言葉が浮かんできました．都市型災害で，その後の防災の在り方を変えた1995年の阪神・淡路大震災も神戸でした．私は当時，いち早く，市役所に到着したことから，災害対策本部の立ち上げに始まり，広報課長としてマスコミ対応等を行ったのでした．

ともかく次の連絡を待っていることはできないと考え，着替え等を用意して，出勤準備を始めました．「新型という判定に，まず間違いはないだろう」「今回も長丁場になるだろうな」と考えました．また震災経験から危機管理は，危機への対処そのもの以外に，社会とのコミュニケーションが重要であることを認識させられています．特に映像は怖ろしく，訓練等では，そのことも意識して部下には伝えてはきましたが，行政組織の一番苦手な部分であるだけに不安はぬぐえませんでした．

午後11時50分頃，まさに着替えも終わり，出勤しようとしていた矢先に，再び電話が鳴りました．今度は自宅の電話でした．「関西テレビにテロップが流れました．すぐ出てきてください」とのことでした．「わかった，今，着替えて出るところだ．40分くらいで行けると思う」と言って電話を切り，再び頭の中で「最悪の条件になったな」「それにしても，漏れるのが早いな」「今からだと朝刊の締め切りに時間がなく，修羅場だな」とぶつぶつ言いながら，車を出して市役所に向かいました．市役所の前へ到着，携帯にメールが入っているのを，車を駐車場に駐めて歩きながら見ました．

日付は変わって16日の午前0時26分，庶務の係長からのメールは「6階はマスコミがいます．いったん5階までお越しください」

同0時31分，続いて庶務課長からのメールは「厚生労働省が記者会見まで待てないということで，間もなく発表することになりそうです．市にも記者が押し寄せている状況です．まず，局長室に入ってください」というものでした．文面を見ながら，局長室以外にどこへ行くことを想定しているのだろうか？ 混乱が始まっているなと感じました．

・5月16日（土）：午前1時10分 記者会見 症例1「疑い患者」として発表，午前1時57分 記者会見終了．
厚生労働省新型インフルエンザ対策推進本部の課長とも情報交換しながらの

対応始まる.

午前 3 時　「新型インフルエンザ対策本部」中核メンバーによる対策会議.

午前 4 時　記者会見　症例 2, 3　X 高校生「疑い患者」として発表.

午前 7 時　第 5 回神戸市新型インフルエンザ対策本部会議および矢田立郎市長（当時）記者会見.

神戸検疫所長，医師会等外部を含め，本部員約 40 人や関係部局員も入れると約 120 人が列席した．マスコミのカメラ等で身動きができない中での会議だった.

（決定事項〔当面 5 月 16 日〜22 日までの 7 日間〕）

　①第 1 学区（東灘区，灘区，中央区，芦屋市）の学校等を休校，修学旅行の延期，保育所・高齢者通所介護施設等休止

　②神戸まつり（16，17 日）は中止

　③広報・相談窓口等対応方針

　④市役所業務の継続

　等であった.

（厚生労働大臣から神戸市長へ電話）

　「今回の新型インフルエンザの発生に対して，拡大防止に全力を挙げるために情報を共有して，ホットラインを結んで取り組んでいきたい，厚生労働省としては大いなる支援をさせていただきたい」「あわせて厚生労働省と神戸市保健福祉局との間で，事務レベルのホットラインをぜひ設置させていただきたい」「厚生労働省としても体制を整備しており，疫学調査のために職員がすでに神戸へ向かっている」というものでした.

（厳しい質問が飛ぶ記者会見）

　「発症から 4 日間経っていて，高校生がいろいろなところへ行った可能性があるのに，なぜ第一学区だけなのか，それで十分なのか」「8 日にバレーボール部が他校と試合をして，10 日に神戸市内で試合をしている．それでもなぜ，第一学区のみなのか．きちんと説明して欲しい」といった，まだわれわれも完全に掌握できていない内容の質問や，最初に検体が 12 日に持ち込まれた際，すでに医師会の会議等で A 型が流行しているといった情報も出ていたとして，

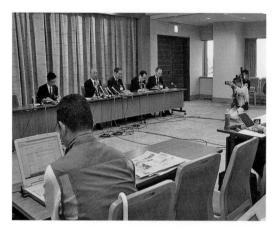

図1-3-1　記者会見の様子

「なぜ，新型を疑わなかったのか」「発見が遅れたのは問題ではないか」といった追及型の質問等多数ありました（**図1-3-1**）．

・5月16日（土）：午後0時45分　厚生労働大臣が会見し，高校生の感染を確認．
　　午後2時　政府の新型インフルエンザ対策本部幹事会開催．
・5月17日（日）：厚生労働省，大阪府と兵庫県内の高校に通う生徒のほか，小学生や大学生，会社員らも含む計84人の感染確認を発表．

（混乱の中，人権侵害に近い事例も……）
　後から思えば過剰とも思える報道等もあり，観光客は一瞬にしていなくなり，街は静寂に包まれました．また，神戸から来たと言うと，会議等にも入れてもらえず，神戸から出るなと言われる等，人権侵害に近い事象も多々発生しました．経済も大打撃の状態となりました（**図1-3-2**）．

・5月18日（月）：政府新型インフルエンザ対策本部会議開催．臨時休校の範囲を兵庫県と大阪府の全域に拡大，神戸市も5月22日まで全域休校に．
・5月19日（火）：患者数が多く，定められた発熱外来では対処できないため神戸市医師会に診療依頼要望書を提出（季節性インフルエンザ対応への変更

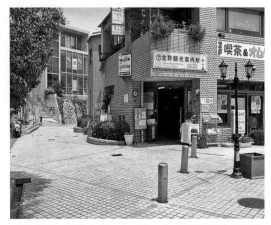

図 1-3-2　観光客がいなくなった北野観光案内所前

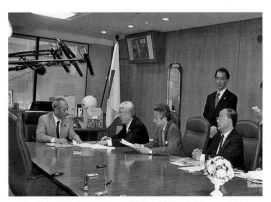

図 1-3-3　矢田神戸市長が舛添厚生労働大臣を訪問した様子

を要望).

・5 月 20 日 (水):神戸市長が厚生労働大臣を訪問. 季節性インフルエンザと変わらない臨床像を踏まえ, 市全域の休校要請解除等を要望. 厚生労働大臣, 神戸の疫学調査 43 症例の臨床像を発表 (**図 1-3-3**).

・5 月 22 日 (金):政府が「基本的対処方針」を改定. 一般の病院での診察や, 重症患者以外の自宅療養を認める. 第 6 回神戸市インフルエンザ対策本部会議. 5 月 23 日からの学校再開を決定.

・5 月 23 日 (土):厚生労働省, 定例会見で確定患者の報告件数「5 月 20 日を

ピークに減少」報告．神戸市で保育園等再開．大阪府，中学校・高校の全域休校措置の解除を決定．
- 5 月 25 日（月）：河村建夫官房長官（当時）が午前の会見で「終息の方向」を示唆．兵庫県，大阪府で 1 週間ぶりに学校再開．国立感染症研究所が，最も早い国内発症事例は 5 月 10 日と経過報告（その後 5 月 5 日に修正）．
- 5 月 28 日（木）：神戸市長が「ひとまず安心」を宣言．明るさの戻った神戸．

3）くすぶり流行から流行へ，そして季節性インフルエンザと認定

- 6 月 8 日（月）：第 7 回神戸市新型インフルエンザ対策本部会議．今回の事象を検証へ．
- 6 月 11 日（木）：WHO フェーズ 6 宣言．
- 6 月 26 日（金）：感染症情報センター，国内の状況を「くすぶり流行」と説明．
- 7 月 19 日（日）：中止した「神戸まつり」を開催．
- 7 月 22 日（水）：感染症法省令一部改正．症例の保健所への届出基準等変更．
- 8 月 19 日（水）：厚生労働大臣が「流行宣言」．
- 8 月 27 日（木）：厚生労働省，今後の対応として「重症患者や死亡者の把握，ウイルス性状変化の探知に重点」を置く方針発表．
- 全国的には 2010 年 3 月にいったん終息を見たが，2010 年 12 月中旬再び流行し，2011 年 1 月下旬にピーク，その後流行はほぼ収まった．
- 2011 年 4 月 1 日以降，感染症法等法的にも，このインフルエンザは，通常の季節性インフルエンザとなった．

C. 今回の事象を市民はどのように感じ，行動を取っていたのか

　神戸市では市政アドバイザー 1,103 名に対して，新型インフルエンザ発生時における意識調査を行いました．回収率は 78.3％となっています．
　まず，新型インフルエンザに対する不安度について．

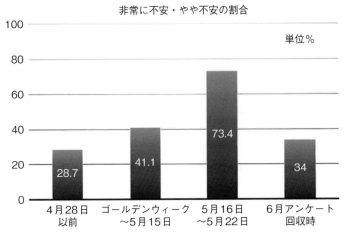

図1-3-4　新型インフルエンザ発生時における消費行動調査報告（神戸市）

　新型インフルエンザが非常に不安またはやや不安と答えた人の割合は，①4月28日以前は28.7%，②ゴールデンウィーク〜5月15日頃は41.1%，③5月16日〜5月22日は73.4%，④6月中旬〜下旬は34.0%となっています．ゴールデンウィークから5月15日までに，横浜での事例や成田検疫での事例等が報道されるのとあわせて不安度が増大し，神戸での事例で不安は一挙に増し，その後6月に急速に下がっています．18歳以下の子どものいる人は，ほかの人よりも不安度は高い結果となりました（**図1-3-4**）．

　新型インフルエンザ関連で重視した報道媒体は94.1%の人がテレビ，81.8%の人が新聞という結果になっています．また49歳以下では，職場や学校からの情報，インターネットや携帯サイトの情報を重視する割合が高かったです．

　入手するのに困った情報では，毒性に関する情報は34.3%，イベント開催情報は26.5%，初期対処方法は26.2%，発熱外来や医療機関情報は26.2%等となっています．

　食料，医薬品の備蓄をしていた人の割合は，29歳以下で特に低く，60歳以上では早い時期から備蓄に取り組んでおり，警戒心が強かったと考えられます．

　意識や行動に変化があった人は約6割で，その内容は「手洗い・消毒の励

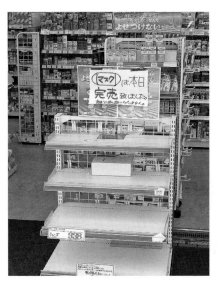

図 1-3-5　マスク完売の様子

行」「マスクや消毒液の備蓄」のほか，「正しい情報の選択に注意する」「インフルエンザの症状について情報を集めた」といった正しい情報の取捨選択に関する回答が多いです．

　また，今回の対応で満足できることについては，1位：休校措置，2位：行政（神戸市広報）マスコミの報道スピードと量[※7]，3位：学校保育園休校時の対応，4位：小売店の通常営業，5位：行政（市レベル）の早期対応となっています．

　不満足な点については1位：騒ぎ過ぎに思える報道，2位：マスクや消毒液の不足，3位：神戸市が発生源のような報道，4位：行政（国レベル）の対応，5位：知りたい情報・正確な情報の不足，となっています（**図 1-3-5**）．

D．神戸の「国内初！」事象から見る課題と教訓

　当時まとめた課題と教訓を紹介します．その後の対策で改善されたものもあ

※7　ここで2位に挙がっている神戸市広報とは：一般広報ではなく行政から関係機関を通じて流される情報伝達を意味している．特に，学校や保育園，さらには，ひょうご防災 Web からのお知らせ等も含まれている．

りますが，10 年前と異なって SNS の普及等，さらに対策が難しいものも出てきています．現在の医科学をはじめ社会環境に合うよう解決策を講じる必要があります．

1）1 つ 1 つの言葉が難しい

　健康危機管理という分野，しかも目に見えないウイルスという病原体から，一般市民にはなじみのない言葉が多く，また言葉から日本人がイメージするものとのギャップも大きいようです．例えば，「パンデミック」という言葉は，世界的大流行の意味ですが，日本語では「まん延期」という言葉になり，行動計画ではこの言葉が使用されます．しかし実際には，「まん延」と使わずに「大流行」や単に「流行」と使われており，さらに，このパンデミックというギリシャ語を語源とする言葉は日本人になじみがないゆえに，「まん延」以上に怖いイメージをもつと考えられます．

2）何が正しい情報かわからない

　特に病原性に関連しての議論がわかりにくいです．もともと行動計画は鳥由来の新型インフルエンザを想定したものであったり，この病原性について，「高病原性」「低病原性」と使われていました．ところが，いつしか新聞報道等で「強毒性」「弱毒性」と使われ，さらには，「ウイルスの変異」ということが言われ，今は弱毒性ですが，いつ変異して強毒性に変わるかわからないと言われています．しかし，この言葉と致死率とは一致していません．死に至るかどうかは，衛生状況，栄養状態，医療環境等さまざまな条件が関係するからです．

3）健康被害と国の対応策のギャップ，判断は地方自治体に

　当初メキシコの状況が伝えられた際には，多くの方が亡くなっていること等から，鳥由来の新型インフルエンザを想像させるものでした．しかし，すぐに多くの患者は軽症であることがわかり，米国等では自宅療養に切り替え，空港閉鎖等もなく，国際経済交流機能は維持されました．一方，水際で防ぐのは困難と言われましたが，日本では水際を重視しました．国の意図とは異なったかもしれませんが，あのテレビで報道される水際での取り組みの印象は，鳥由来の行動計画そのものであり，自宅療養等の切り替えの判断等は自治体現場にゆ

だねられました．

4）市民からは理解しにくいフェーズと対応策

　市民から見れば，もともと行動計画そのものがわかりにくいです．特に国内早期発生期，拡大防止の時期等は発熱相談センターから発熱外来に行き，治療を受けることとなっていますが，まん延期には一般医療機関での治療となります．市民にすれば，まん延期に診てもらえるのに，なぜ最初から診てもらえないのかがわかりません．

5）貴重な医療資源の扱い方の矛盾

　今回のブタ由来の新型インフルエンザは多くが軽症でした．季節性インフルエンザとほぼ同じと当初から言われていましたが，感染症法上は2類相当（季節性は5類）に位置づけられたため，疑い事例の段階から隔離措置がなされました．また，発熱外来等の維持のために，救急を止めてまで体制を取らざるを得ませんでした．軽症者を診るために，重症者を診るのを止めたのです．また，polymerase chain reaction（PCR）検査[※8]についても，熱があるというだけで検査を実施した事例も多く，結果として必要がなかったものも多くなります．1検体の検査費用は約3万円であることからも，多くの費用がかかっています．

6）情報公開と個人情報保護のバランス（高校名公表か否か）

　もともと感染症法では，感染防止のためには，情報の公開が必要とされています．もちろん，人権への配慮から個人情報の取り扱いには注意を要することとなっています．過去の国の通達等からみても，集団の発生については，その場所の情報公開が必要とされています．しかし，個人に発生したレベルで，保健所の追跡調査が可能でコントロール可能なら，個人の特定に至る内容の公表は避けるべき主旨となっています．このことの基本を踏まえて，公益性とのバランス判断が必要でしたが，マスコミとは，高校名の実名公表は必要かどうかといった議論になっていました．

※8　PCR検査とは：顕微鏡では見ることができないウイルス等病原体の有無を調べる高度な機器による検査．

E．おわりに

　2009年の課題や教訓を踏まえて，新型インフルエンザ等対策特別措置法が施行，行動計画や対策のガイドラインも整備され，地方自治体も危機管理の一環として取り組み，対策は進んでいると思います．しかし，自然災害時にもよく聞かれるように，「まさか自分がこのような目に……」「予想していなかった……」等教訓が生かされていないことも多く，2009年の事象が「たいしたことではなかったのに騒ぎ過ぎた」との記憶が，今度は災いになることもあります．危機管理の基本は「危機」を起こさない事前の予防や準備であることを忘れてはならないでしょう．「油断禁物」です．

参考文献等
・言葉の解説については，わかりやすく伝えるため，厚生労働省ホームページや Web 辞書等を参考に独自の解説としました．
・文書本文については，神戸市保健福祉局長時代に投稿した書籍等の原稿をもとにしています．

4. 2009年新型インフルエンザ流行の経験から学ぶこと

大阪府総務部理事
元　大阪府健康医療部長　笹井　康典

A. 流行のはじまり

　2009年4月24日，世界保健機関（World Health Organization：WHO）が，メキシコ，米国でインフルエンザに似た未知の病気が発生したことを発表しました．翌25日には，厚生労働省から都道府県や医療機関等に対し，ブタインフルエンザウイルスがヒトからヒトへ感染したという情報提供がありました．次いで28日には，厚生労働省は新型インフルエンザの発生を宣言しました．ブタインフルエンザウイルスは，ブタの間で感染が広がり，通常はヒトに感染しないものです．しかし，このウイルスが変異し，ヒトに感染する能力を得てヒト同士の間で感染することがわかり，新型インフルエンザの発生が宣言されたのです．

　これを受けて大阪府は，新型インフルエンザ対策行動計画に基づき，新型インフルエンザについての情報収集を開始し，対策の準備を始めました．大阪府の各地域の保健所は，府民からの相談への対応や検査を行う等の初動対応の準備，発熱外来の設置等の医療体制の確保，地域での患者発生に備えた情報収集を開始しました．

　その時点から感染症対策を担当する職員等には緊張の連続が始まりました．というのは，新型インフルエンザ対策といえば，過去発生したスペインインフルエンザや当時東南アジア等で流行していた鳥インフルエンザといった致死率が非常に高いインフルエンザの到来を想定していたからです．この鳥インフルエンザの発生状況は，国のホームページで公表され，職員はこの情報を参考に対策を考えていました．WHOが新型インフルエンザの発生について発表した頃や流行初期には，今回のブタインフルエンザウイルスも高い致死率と病原性をもつのではないかという不安を多くの職員がもっていました．

　以前私は，大阪で腸管出血性大腸菌O157感染症が大流行した際，対策に関わったことがありました．その時考えていたことは，少しでも住民が安心する情報を流すことはできないか，ということでした．当時，国の担当者に連絡し

て，O157 感染症の専門家を集めて治療法を検討して，それを迅速に流してほしいと頼んだ記憶があります．今回も新型インフルエンザの致死率や病原性について，また治療法について正確な情報をできるだけ早く出してほしいと思っていました．それによってその後の対策が大きく変わるからです．

　専門的用語ですが，新型インフルエンザの症例定義というものが決まりました．38℃以上の発熱または急性呼吸器症状があり，新型インフルエンザがまん延している国または地域に滞在もしくは旅行した人が，疑似症患者と定義されました．これによって，海外のウイルスまん延地域からの帰国・入国者から発熱や急性呼吸器症状があるという相談があると，近くの保健所で検査を受けるよう勧めることになりました．

　新型インフルエンザが海外で発生している時期や，国内発生しても流行が拡大していない時期等，ウイルスの致死率や病原性がわからない状況の時には，発熱相談センターに相談して，一般の医療機関ではなく，地域の保健所，あるいは新型インフルエンザが国内発生した後に診療を開始する専用の発熱外来で診察や検査を受けることが大切です．これは，感染が疑われる人が一般の医療機関を受診した場合には，ほかの受診者や職員を感染させる危険性があるためで，それを防ぐことができる方法として考えられたものでした．

　保健所や発熱外来では，インフルエンザウイルスの簡易検査やウイルス遺伝子検査（polymerase chain reaction〔PCR〕検査）のために喉から検体を採るのですが，致死率の高いインフルエンザを想定していたため，職員はマスク，ゴーグル，手袋，つなぎ服のような防護服を着て検体を採取します．目の前の相談者からの咳やくしゃみを浴びることもありました．検体の採取が終わると，ウイルスで汚染されている可能性がある手袋や防護服の表面に触れないように慎重に脱衣します．このような神経を使う業務が連日続くことになりました．当然，検査を受けた人も，万一検査で陽性になったらどうしようと強い不安をもっていました．

　ウイルス検査を受ける人は次第に増えていきましたが，新型インフルエンザと確定される患者は見つからない状況が続きました．

　そのような中，4 月後半から 5 月のゴールデンウィークが過ぎ，メディアの関心は，最初の新型インフルエンザ患者がいつ，どこで見つかるかというところに集まっていました．府民からの相談件数や検査の状況について，メディアからの問い合わせや取材が徐々に増え，記者の動きも活発になってきました．

症例定義にもあるように，新型インフルエンザは海外の流行地から日本に入ってくる，まん延地域の滞在者，旅行者から入ってくるというイメージが強まっていました.

　大阪府では4月26日から電話相談を始めました. 次いで新型インフルエンザ発生宣言を受けて，30日から発熱相談センターを開設し，24時間体制で電話相談を開始しました. センターにはさまざまな相談がありましたが，「豚肉を食べたがインフルエンザは大丈夫か」といった，今では笑い話のような相談もありました.

　この発熱相談センターは，相談内容からインフルエンザが疑われる人を選び，診察と検査ができる保健所につなぐことで，感染を周りに広げることなく早期に患者を発見するという役割を期待したものでした. しかし，現実には発熱相談という名前がついたばかりに，ありとあらゆる電話がかかってくることになりました. 心配や不安に駆られて苦情や怒りをぶちまけるような電話もありました. 未知のものへの不安に府民が神経をとがらせている様子がうかがわれました.

　このような経験から現在では，発熱相談センターは帰国者・接触者相談センターと呼ばれることになりました.

B. 水際対策

　4月28日の新型インフルエンザ発生宣言を受けて，国際空港等で検疫業務が始まりました. 大阪府の対策を進めながらテレビで空港検疫の様子を見ていました. 白い防護服を着た検疫官が機内に立ち入り，乗客を調査しているものものしい光景が目に焼きつきました. 致死率の高いインフルエンザを想定していたので，検疫で患者が早期に発見されれば助かるだろうと思っていましたが，その反面，もし発見されればその後が大変だなと考えていました.

　その矢先，5月9日にカナダから帰国した大阪の高校生が成田空港の検疫で新型インフルエンザ陽性となったという情報が入ってきました. 幸い症状は軽症とのことでほっとしましたが，その高校への予想もしない誹謗中傷が起きていました. 学校の周りを歩くと感染するというデマもありました. なぜこのようなことになるのだろうと思いました. この誹謗中傷の問題はその後も繰り返されることになりました.

　水際対策は，成田空港での検疫の映像を見ると，そこで患者が発見できれば
すばらしいという印象を与えます．検疫で患者を早期に発見して治療を早期に
開始することで，患者周辺の接触者に注意喚起ができ，感染を広げることを防
止できます．しかし一方，そのものものしさを見ると，漠然とした不安を心に
植えつけてしまいます．これで一体どこまで日本へのウイルスの侵入を防ぐこ
とができるのだろうかと考えていました．

C.　5月16日
―神戸，大阪での新型インフルエンザ患者の発見―

　5月15日は成田空港の検疫で見つかり，入院していた大阪の高校生が回復
して帰ってくるというニュースが大きく報道されていました．
　その翌日16日朝，突然神戸の複数の高校生についてPCR検査で新型インフ
ルエンザ陽性が確認され，しかも海外渡航歴がないという情報が飛び込んでき
ました．それまで，厳重な検疫で新型インフルエンザの国内発生は防止できて
いると考えていましたので，この情報は驚きでした（なお，現在ではこの経験
を踏まえて，検疫の目的は，国内感染拡大をできる限り遅らせることが強調さ
れています）．
　国内発生が宣言され，保健所の体制に加えて，それまで開設準備をしてきた
医療機関や自治体施設に設置した発熱外来41か所が一斉に診療を開始しまし

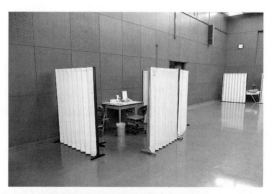

図1-4-1　豊中市所有の施設の講堂に設置された発熱外来
（診察スペース，奥には患者用ベッド）

た（図 1-4-1）．

16 日は刻一刻と事態が動いていきました．神戸からの情報に続いてその日の午前，大阪府内の診療所から海外渡航歴のない大阪の高校生において新型インフルエンザの感染が疑われるという情報が入ってきました．神戸での患者発見が大きく報道されたところでしたので，強い緊張が走りました．しかもその後，その高校生が通う学校では 100 人を超える生徒がインフルエンザ様症状を示していることがわかってきたのです．

その日の夕刻，診療所を受診して新型インフルエンザを疑われていた高校生が PCR 検査の結果，新型インフルエンザ陽性と判明し，さらに，その後夜遅く，同じ高校のほかの生徒 8 人も陽性であることがわかりました．いつの間にか大阪に新型インフルエンザが侵入して，感染が爆発的に起き始めていることがわかったのです．一気に危機感が広がりました．

新型インフルエンザへの感染が確定した患者を感染症指定病院に入院隔離し，治療する準備を始めたところ，メディア関係者はすでに確定患者が発見されたという情報を把握していた様子で，多くの記者やテレビカメラが大阪府庁の執務室に入ってきて撮影をする状況になっていました．また最初の患者を病院に搬送するために，アイソレーター[※1]を積んだ専用車を使用する予定でしたが，その車にもメディア関係者が追走してくる状況でした．結局，専用車は利用せず，ほかの方法で搬送することになりました．

入院先の確保は，新型インフルエンザの致死率や病原性がはっきりしない中で病院側が受け入れに慎重になるため，非常に難しいことでした．病院への入院搬送が終了したのは翌 17 日の午前 3 時でした．このようにして嵐のような 1 日が過ぎました．

D．5 月 17 日　―大阪府全域の中学校，高校の休業―

明けて 17 日も前日に引き続いて嵐のような 1 日でした．

府内での初めての患者発生が報道されると，発熱相談センターへの電話が爆発的に増え，それまでは大阪府と市町村合わせて 500 件に満たなかったものが，一気に 1 万件を超える状況になり，5 月 18 日には大阪府で 7,140 件，市

※1　アイソレーター：感染を周りに広げないために患者を隔離するための装置．

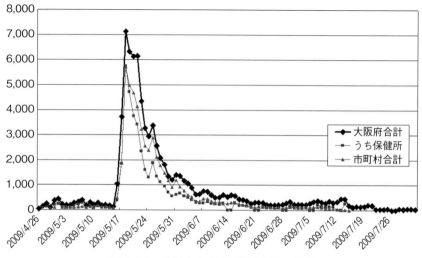

図 1-4-2　大阪府内の電話相談件数の推移

町村で 5,726 件と最大になりました（**図 1-4-2**）.

　発熱相談センターは，相談者の海外渡航歴，感染者との接触状況，症状等を聞き取り，新型インフルエンザに感染した可能性が疑われる場合には発熱外来での受診を勧めるという役割を担っていました．しかし，海外渡航歴のない患者が発見されたことによって，電話での聞き取りだけで感染の有無を判断し，発熱外来を紹介するというトリアージ機能は有名無実化しました.

　大阪府庁の発熱相談センターには，ひっきりなしに電話が入り，パンク状態になっていました.

　17 日中には，最終的に 31 人が新型インフルエンザ陽性と判断されました．そしてその中に，すでに感染が広がっていた北部地域から遠く離れた大阪平野の中央部に住む海外渡航歴のない小学生が含まれていることがわかりました．神戸や大阪の感染した高校生とのつながりもありません．感染地域が大阪府の北から南へ拡大していることが強く危惧されました.

　大阪府庁では 17 日深夜，新型インフルエンザ患者が 16 日 9 人，17 日に 31 人と急激に増加している状況に対応するために，大阪の中学校，高校の一斉休校について議論が始まりました．感染拡大を防止する立場と，保護者への負担やインフルエンザ流行の風評被害等の影響等を心配する立場と，賛否両論の議論がありました．最終的には 18 日未明，国と協議して，5 月 18 日から 24 日

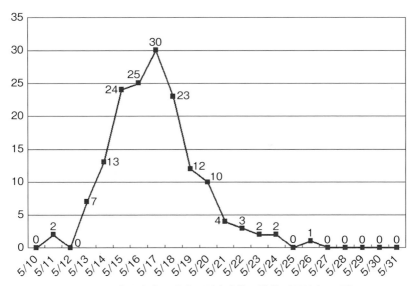

図1-4-3　大阪府内の発症日別患者数の推移（2009年5月）

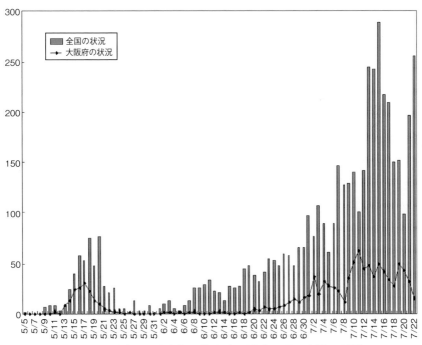

図1-4-4　発症日別患者数の状況（5月から7月，全国・大阪）

までの間，府内全域で中学校および高等学校の休業要請，感染者が居住する自治体の小学校，幼稚園，保育所，支援学校の休業要請，イベント等の自粛要請を行うことになりました．16日朝の最初の患者発見からわずか2日で感染拡大を防止するための大きな判断が下されたのです．

　幸いにも学校の休校によって5月18日をピークにして流行の拡大は止まりました（図1-4-3）．そして，神戸，大阪での流行開始から一気に大流行の状況に直面することは，ひとまず回避することができました（図1-4-4）．

　休業していた学校は5月25日から再開されました．しかし最初に患者が発見された高校では，5月9日に成田空港で発見された高校生と同様の強いバッシングが起こったのです．生徒を外に出すな，うつったらどうするのだ，学校のそばを通ったら感染するのではないか，生徒は塾には来ないでほしい，等という誹謗中傷がありました．

E．1人1人ができること，皆でできること

　ここまで2009年5月，新型インフルエンザが大阪で流行した初期の様子を述べてきましたが，これからわれわれ1人1人ができることや，皆でできることを考えたいと思います．

　多くの人が知っていると思いますが，インフルエンザは会話距離の範囲でウイルスに感染しますので，咳や鼻水等のかぜ症状がある時は必ずマスクをして周りに感染を広げない「咳エチケット」を実行することが大切です．うがい手洗いをすることも重要です．インフルエンザウイルスやほかの病原菌は手指について感染を広げます．外から帰った時は必ず，うがい手洗いをすることを習慣にしていただきたいと思います．

　かぜの症状がある時は休むことが大切です．無理に仕事をしてもはかどりませんし，ミスが起きやすくなります．周りに感染を広げるリスクもあります．インフルエンザに感染した場合は休んで早く治すことを，職場全体で当たり前のことにする必要があります．2009年の新型インフルエンザは，毎年流行する季節性インフルエンザよりも少し多く重症患者が発生する程度の強さのインフルエンザでした．重症化しないように早めに休んで治療することが大切だと思います．

　インフルエンザにかかっても抗ウイルス薬等で治療することができます．先

に述べたように，新型インフルエンザが海外で発生している時期や，国内発生しても流行が拡大していない時期等，ウイルスの致死率や病原性がわからない状況の時には，特に，保健所や発熱外来で周囲に感染を広げないように検査を受けることが重要です．感染が拡大した場合は，一般の医療機関で診療が始まります．それらの情報は，国や自治体から発信されますので，安心して冷静な対応をお願いしたいと思います．

　最後に，大阪の学校で新型インフルエンザに関わる誹謗中傷が起きたことは大変残念でした．未知のものへの恐怖から起きたものですが，感染症は全ての人がかかる可能性があるものです．1 人 1 人が冷静な対応をすることが大切であると考えています．

F.　今後に備えて

　今後，新たな新型インフルエンザが登場することが考えられます．その際には，当時の経験を生かした対策が行われることを期待しています．

　新型インフルエンザは，ほとんどの人が免疫をもっていませんので，爆発的に感染が拡大することが想定されます．同時に未知のものへの大きな不安が膨らみます．

　したがって，国民に安心をもたらす正確な情報を流すことが大切と考えています．具体的には，第一に新型インフルエンザが心配になったらどこに相談したらよいかという情報，次に新型インフルエンザは治療ができる病気であるという情報，そして，新型インフルエンザウイルスの致死率や病原性の情報です．当時の経験で言えば，スペインインフルエンザや東南アジア等で流行している鳥インフルエンザのような致死率の高いものではないこと，季節性インフルエンザ並みのもので，かかった人の多くが回復している，しかし基礎疾患のある人には注意が必要であるという情報，さらに，国民に積極的にしてほしいことの情報（咳エチケット，うがい手洗い，規則正しい生活，体調がおかしい場合は休む，早めに医療機関を受診する等），これらを最近の災害時注意情報並みに，毎日あらゆる方法で積極的に流すことが有効と考えられます．われわれは未知のものに強い不安を感じます．そして適切な判断や行動ができなくなることがあります．2009 年時に起こった誹謗中傷もそうです．適切で安心できる情報を知ることでわれわれは正しい判断と行動ができると考えています．

文　献

・具 芳明，古宮伸洋，神谷 元ほか：大阪府における新型インフルエンザ集団発生事例疫学調査報告書．国立感染症研究所感染症疫学センター，2009 年 8 月 6 日．
・具 芳明，古宮伸洋，神谷 元ほか：大阪府における新型インフルエンザ集団発生事例疫学調査報告書別冊．国立感染症研究所感染症疫学センター，2009 年 8 月 6 日．
・大阪府健康医療部：新型インフルエンザ（A/H1N1pdm2009）対策の検証．平成 22 年 9 月．

5. インターネット社会における「情報開示」と「個人情報の保護」―2009年関東圏初の新型インフルエンザ患者発生の体験を通して―

川崎市立看護短期大学　学長
川崎市健康福祉局　医務監　坂元　昇

　感染症対策における「公益性の観点からの情報開示」と「個人情報の保護」との間のバランスの取り方や，またインターネットによる情報拡散への対処はどうあるべきかについて，2009年の新型インフルエンザ流行の際の体験を中心に考えてみました.

A. 2009年5月20日までの国内外と川崎市での動向

・4月27日（月）：政府は，北米で流行が拡大していたブタインフルエンザを感染症法の「新型インフルエンザ」と宣言する. 川崎市では「健康福祉局健康危機管理対策会議」および「危機管理推進会議・新型インフルエンザ対策専門部会」を合同緊急開催.

・4月28日（火）：世界保健機関（World Health Organization：WHO）が新型インフルエンザの警戒レベルをフェーズ4に引き上げ，川崎市では「新型インフルエンザ警戒本部」を設置.

・4月29日（水）：WHOは新型インフルエンザ（ブタインフルエンザ）について警戒レベルを4から5に引き上げた. その後，感染まん延国の帰国者から疑似症例の報告が各自治体からなされる.

・4月30日（木）：川崎市は「新型インフルエンザ警戒本部」を「新型インフルエンザ対策本部」に移行し，同日市長を本部長とする第1回会議を緊急開催. 役所の相談・衛生研究所検査体制を24時間体制とする.

・5月1日（金）〜2日（土）：隣接する横浜市で全国初の高校生の疑似症例患者が報告される. この高校には多くの川崎市民が通学していることが判明. 公表方法をめぐって厚生労働大臣と横浜市長が深夜のマスメディア媒体で非難の応酬を繰り広げ，市民の不安を煽る. 早朝，横浜市の保健所長に情報交換のため電話するも，保健所長の机が大勢のマスコミのテレビカメラやマイク等に取り囲まれており会話不能. 川崎市でも新型インフルエンザ緊急市民広報を，各

区役所管理職の協力を得て川崎市内鉄道 7 駅で早朝から約 2 万枚配布（通勤中の市民から先を争うようにビラを取られ，あっという間になくなってしまった）．

・5 月 6 日（水）：川崎市初の北米からの帰国者の疑似症例を報告（全国的にもまだ珍しかった），夕刻から深夜に及ぶ記者会見が行われる．

・5 月 10 日（日）：感染まん延国からの帰国者で川崎市内追跡調査対象数は 1,383 人となる．また 4 月 27 日からの電話等での相談件数が 830 件（19 日までは 2,416 件）となり，相談者の不安感が強く 1 人 1 人の相談が比較的長時間に及ぶことや，追跡対象者のフォロー作業等，職員の疲弊防止が大きな課題となる．

・5 月 13 日（水）：川崎市は北米からの帰国者の疑似症例患者に初の入院勧告を行う．簡易検査キットで陽性となり，マスコミ注目の中で検査検体はパトカーの先導で国立感染症研究所に搬送．国立感染症研究所および市衛生研究所で同時に polymerase chain reaction（PCR）検査を行ったが陰性となり，簡易検査キット陽性は非特異反応と判断．感染症法に基づく入院を解除した．さんざん振り回された患者や家族への説明に苦慮する．

・5 月 18 日（月）：夜，新型インフルエンザ対策について医療系団体と緊急会合を行う．診療体制の確保と拡充，発熱外来担当の看護師のために保育園の確保，市が保管している検査キットの配布，備蓄オセルタミビル等について話し合う．

B.　2009 年 5 月 20 日（水）関東圏初症例

・10 時頃：市内高校の複数の生徒（川崎市，横浜市，東京都在住）が米国での教育行事に参加し 1 週間滞在，19 日に帰国の飛行機の中でインフルエンザ様症状を発症（夕方の成田空港検疫の簡易検査キットでは A 型陰性）との情報が入る．

・14 時頃：当該高校生が市立川崎病院発熱外来受診．

・15 時頃：簡易検査キットで A 型インフルエンザ陽性．

・15 時 50 分：川崎市衛生研究所で検体の検査を開始．

・17 時 30 分：副市長を中心に今後の対応について打ち合せを行う．医務監が外出中の市長に電話して「かなり疑わしい疑似症例」があることを報告．保健

所担当者から家族が疑似症段階での発表を拒否しているとの連絡が入る．疑似症での発表を基本的に行うこととされていたが，高校生のグループ旅行で身元が判明しやすいという特異な背景や，正確で詳細な情報確保のため家族との良好な関係性維持の重要性を鑑み，今回は疑似症例の段階では発表しないことを市長に諮り決定する．

・18 時頃：厚生労働省の担当者と都内在住の同校に通うもう 1 人の疑似症例の対応について電話で相談．確定となったら東京都と同時発表になるとの意見であった．その後，長期戦に備えて着替え等荷物を取りに一時帰宅する．

・20 時 40 分：新型インフルエンザの PCR 検査陽性との川崎市衛生研究所からの連絡で，自宅から急遽役所に戻る．

・21 時頃：「東京都が都内在住の米国帰りの高校生が PCR 検査で陽性と発表」とのテロップがテレビで流れる．それ以前から，川崎市役所にも多くのマスコミ関係者が集まりはじめ，執務室まで押しかけてくるような騒ぎとなっていた．マスコミ関係者から，「この東京都のケースは川崎市内の高校に通う米国から帰国した生徒であり，川崎市内にも感染している高校生が住んでいる」との情報がインターネットに書き込まれていることを教えられる．川崎市の担当者がそのサイトを確認すると，「米国での公式行事に参加した日本の高校生達が現地で派手なパーティーをやっており，その中にこの感染した高校生も参加していた」との，高校の実名も含まれるかなり具体的な書き込みがなされていた．この頃からインターネットでこれらの高校生に対する悪意に満ちた非難や中傷の書き込みが増えていった．厚生労働省担当者から東京都が 22 時から記者会見を行うとの情報がもたらされる．記者から川崎市はいつ記者会見をやるのかと迫られる．

・22 時 40 分：出張先から緊急登庁した市長に状況の説明を行う．市長自ら記者会見に臨むことにする．マスコミには 23 時から記者会見を行うと発表する．厚生労働省担当者から「東京都は都内在住の患者が川崎市内の高校の生徒であることには触れないのでそのつもりで対応をお願いしたい」との連絡あり．また横浜市内在住の発熱している同校の生徒について，まだ調査が終了していないとの連絡あり．東京都と横浜市との間での調整がうまくできないままマスコミに急かされて記者会見に突入することになってしまった．

・23 時 15 分：関東圏初症例についての市長記者会見開始．市長が用意した原稿を読み上げ，関東圏での初の感染確定症例であることを説明．その後陪席し

ていた私が患者の現地での行動，帰国便，成田から自宅までの経路について説明を行う．記者会見が東京都に 1 時間遅れたことに対する非難に満ち満ちた雰囲気の中での会見となった．1 時間ほど経った 0 時頃市長は退席する．

5 月 21 日（木）

・0 時 10 分：マスコミ各社から「患者の帰国後の成田空港からの移動経路についてリムジンバスの会社名や運行時間，座席の位置，乗車していた当該高校関係者の数と座席の位置関係，リムジンバスを降車後に乗った電車について乗車駅・降車駅，列車の運行時間や乗っていた号車番号と位置，降車駅から自宅までの交通手段，家族構成，家族の行動範囲等」細部にわたり明け方まで 4 時間近く繰り返し質問攻めにあう．インターネットの書き込み内容についても質問された．細かなことを答えられないとその都度，「怠慢だ．調査がいい加減だ．それで市民の健康が守れるのか」との怒号が飛ぶ険悪な雰囲気となった．再度の患者への聞き取りは安静の必要性から医師に許可されなかった．「北米での感染が苛烈を極めている最中にわざわざ米国に勝手に遊びに行って，感染して帰ってきた不見識な高校生」というインターネットによる非難中傷は明らかにマスコミや一般市民の心情に悪影響を与えていることを感じた．また高校生が駅を降りてから利用したタクシー会社については，「川崎市は乗せたタクシー運転手の命はどうなってもいいのか」と，緊急調査を約束させられた．ところが役所が調査をする直前にマスコミが先回りしてタクシー会社を調べまわり，役所がまだ調査していないことがわかると，「医務監は怠慢で嘘つきだ」と言われてしまった．役所から当該駅に乗り入れているタクシー会社に調査依頼を行った．それほど大きな駅ではなかったが，一昨日の夜大きなトランクを所持した高校生を乗せたというタクシー運転手は現れなかった．風評被害を恐れたために回答を控えたのではと思われた．

　さらに役所で記者会見を行っている同じ頃に，当該高校を探りあてたマスコミが高校に押し寄せて，校長を取り囲み記者会見が行われていた．校長が泣きながら米国の行事に生徒を参加させたことを詫びていたようであるが，役所は翌日の報道で初めて知った．高校にいる記者と役所にいる同じ会社の記者が携帯電話で巧みに連絡を取りあい，役所と高校の説明の違いを巧みに追及していたことになる．つまり役所が「言えない」と頑張っていた内容を，高校が話してしまっていたのであった．その詳細は後日役所を来庁した校長の話等からわ

かった．厳しい記者会見での追及に慣れていない実直な教育者にとっては無理
からぬ話であると思った．

・4時頃：役所が疑似症の段階で公表しなかったことに対しての説明を求める
質問が始まり，9時頃までだらだらと続いた．

・13時：川崎市第3回新型インフルエンザ対策本部会議．

・13時50分：記者会見でこの本部会議の説明を行い，米国での行事に参加し
ていた他都市在住の高校生の情報について細かく聞かれ，川崎市の調査対象で
はないと回答するが，怠慢であると批判される．成田空港から横浜に戻ってき
たリムジンバスについては，生徒によって便名や時間の記憶が異なり，バス会
社に聞いても高校生らしき客は乗せた覚えはないとの回答であった．明らかに
バス会社が風評被害を恐れているように思えた．

・14時：疑似症の段階で発表しなかった件について謝罪を求めるマスコミの
要求で記者会見を再開．疑似症の患者でも予防や治療に必要な情報をマスコミ
に積極的に公表することが基本とされていた．「患者の移動経路を詳細に市民
に知らせることは市民の命を守るための"予防"につながるとは考えなかった
のか」と激しく追及される．しかし感染症法の2条には「感染症の患者等が置
かれている状況を深く認識し，これらの者の人権を尊重しつつ，総合的かつ計
画的に推進されることを基本理念とする」と書かれていることへの理解を求
め，公表しなかったことについてこの2条の理念と感染者や家族の要望に心情
的に配慮した結果であることは認めた．「発表して高校生が精神的に追い込ま
れて最悪の事態となった時，もし結果的に感染していなかったら役所はどのよ
うに責任を取ってくれるのか」と言われたことや，情報を得るためには家族と
の信頼関係構築が最も大切であること等から疑似症段階での発表を控えたこと
を説明する．もちろん家族は本当に感染していたら発表はやむを得ないと言っ
ていたこともあわせて付け加えた．

　最後に議論が責任の取り方に発展し，この件について市長や副市長の了解を
得ているのかと追及されるが，現場の責任者の医務監の判断で発表しないこと
を最終的に決めたことを謝罪する．私も職員もマスコミも前日から一睡もして
いない．ある意味，全員が異様な興奮状態になっていた．マスコミも疲労のた
めか最終的にはうやむやのうちに記者会見は終わってしまった．厚生労働省も
ちょうど同じ時間，この疑似症の川崎市の対応についてマスコミから激しく攻
め立てられていたことを翌日知った．この後，ご家族から「疑似症段階での発

表を控えるように役所にお願いしたことはない」とのコメントがあったとマスコミから教えられた．事実かどうかは確かめようもなかった．私はこの点でも一部のマスコミから「嘘つき公務員」と呼ばれるようになった．一部の報道で私に対する批判的な記事が書かれていた．特にインターネットの書き込みでは，当該高校に対する非難や中傷や，電話による抗議が激しさを増していた．同時に私に対しては「発表を意図的に遅らせて市民を危険に陥れたうそつき医務監」との非難がインターネットに書き立てられ，役所にも多くの抗議電話がかかってきた．インターネットを見ていた私の息子が内容のすさまじさに驚いて，インターネットは見ない方がよいと珍しく気遣ってくれた．

・19時：厚生労働省の担当者から電話があった．「今回の川崎市のことは厚生労働省にとっても本当にいろいろ大変であったが，むしろこれからの感染症対策を考える上ではとても貴重な体験であったと思う．マスコミへの公表のあり方も事態が落ち着いたら真剣に考えて行くべきであろう．ともかくご苦労様でした」と，ねぎらいの言葉をかけられた．また「今回のことは特異な側面もあるが，混乱を回避するためにはある地域に限った"地域指定"のような対処法も今後必要と思われる」との見解も示していた（これは翌日出された基本対処方針で反映されることとなった）．また夜になって当該高校より休校措置の相談があった．感染者は帰国後まったく登校していないことから医学的には休校は不要であると告げるが，学校へのすさまじい抗議やマスコミが学校に常時張り付いており正常に授業ができる状態にないので休校したいとのことで了解する．22時頃家に帰って40時間ぶりに眠りにつく．

5月22日（金）

　川崎市における5月20日からの3日間の電話等の相談件数が2,323件となる．政府は「第4回新型インフルエンザ対策本部」の会合を開き，「基本的対処方針」を決める．その中で新型インフルエンザ感染者が発生した地域を，①感染の初期，患者発生が少数であり，感染拡大防止に努めるべき地域，②急速な患者数の増加が見られ，重症化の防止に重点を置くべき地域の2つに分けて対策を記載していた．この基本的方針にはこの川崎市での当時の騒ぎが影響を与えたと厚生労働省の担当者から教えられた．

・16時：A新聞社の記者から感染例の公表基準のあり方や患者に対するインターネット等での誹謗中傷について取材を受け，医務監への非難や中傷につい

て記事にしたいと申し込まれるが，公務員なので批判を受けることも職務の一環であると断る．

・18 時：B 新聞社の記者から取材を受ける．当該高校の対応について見解を求められる．「私や役所の対応への批判の取材は喜んでいつでも受けるが，当該高校やご家族等には何の責任もないので，取材は基本的には避けていただきたい」とお願いする．

・19 時：C 新聞社から取材を受ける．D 新聞の記事の中に川崎市が公表を差し控えた案件について，医務監が「インターネット等で批判がされると子どもが自殺するかもしれないと母親が言った」との件について，役所として D 社に抗議したとの話を聞いたが事実かと聞かれる．「記事は確かにそのように書かれているが，仮の話で一般論として述べたことが極端な記事になってしまった．誤解を生むような私の説明にも問題があったことは反省している．ご家族に何ら責任があるわけではない．むしろ被害者であると思っている」と，述べた．初めてインターネット社会の恐ろしさを痛切に感じた．今まで市内で発生した事件をめぐって何度も記者会見の経験がある私ですら足が震えるような恐怖を感じたので，ご家族や患者そして高校関係者の心中を思うと本当に心が痛む．

C．その後の経緯

・6 月 25 日（木）：市立川崎病院で看護師の集団感染（アウトブレイク）が発生（国内初の大規模医療機関内での従事者の集団感染と言われた）．この頃にはマスコミとの関係性もよくなっており，川崎市の対応について好意的な記事を掲載してくれる．これはマスコミに毎日定時に状況報告や情報交換を行う等，川崎市の積極的な姿勢が評価されていたことによるものであると考えている．

・7 月 17 日（金）：厚生労働省から「積極的疫学調査」を来週から止める方向であるとの連絡を受ける．川崎市の新型インフルエンザ発熱相談センターの 24 時間体制を，この日の 24 時で終了する．

・7 月 19 日（日）：国内の新型インフルエンザの発生が 4,000 人を超えたと厚生労働省が発表する．また川崎市内の新型インフルエンザの感染者は 118 人となった．すでに通常の医療機関での診療体制が定着してきていた．

・7月20日（月 祝日）：川崎市内で全国初の新型インフルエンザ感染による"脳症"患者発生が確認される．しかし発表が22日となり厚生労働省やマスコミから対応の遅れを批判される．17日には国から来週以降「積極的疫学調査」を止める方向との連絡を受けていたことや，7月に入ってからは，マスコミへの逐次的な対応はすでに止めていたこともあり気が緩んでいたことは否定できない．また長期間にわたる対応で，数少ない行政医師の疲労も激しく，19〜20日の休みの日は事務職対応として医師を自宅待機として役所に張り付けていなかった．つまり「脳症」ということの医学的な重大性が理解できていなかったことから，緊急公表を要する事例との判断がなされなかったことによるものである．これは私の判断ミスであった．最後まで気を抜かないという大切な教訓を得た．

・7月22日（水）：「新型インフルエンザ（A/H1N1）の国内発生時における積極的疫学調査実施要綱の改定について」の事務連絡が厚生労働省から来る．5月1日の「暫定版」は廃止され，新型インフルエンザ騒ぎも次第に終息に向かいつつあった．患者は増えてはいるが，冷静さは徐々に取り戻しつつあった．

D．最後に，今後求められる対応

　今から60年も前，私がまだ小さかった頃，広島で被爆した後遺症の再発で体調を崩していた父が結核を患い10年近く入退院を繰り返していました．幼稚園に入るのを嫌がられただけではなく（入園できるお金もなかったが），わが家の前を鼻と口を押えて小走りに通る人もいました．父は亡くなる間際まで，子ども達に辛い思いをさせたことを悔いていました．でも父の責任ではないことは私たち子どもにはよくわかっていました．感染症を個人の責任と考えることは感染症対策を遅らせ，非科学的なものにしてしまうことを強く感じています．これが私の感染症に対する原点です．

　私が保健行政の道に入ってから体験した感染症のアウトブレイクは，1996年3月に感染牛の牛肉による「クロイツフェルト・ヤコブ病」の発生を英国政府が明らかにした時です．当時，厚生労働省から感染症の勉強のためロンドン大学に派遣されていました．ロンドンのハンバーグ店から客がいなくなってしまい，マスコミは連日政府への攻撃を繰り広げていました．日本に帰国直後の

同年，7月に大阪府堺市で O157 による大規模な集団感染が起こり，私が当時保健所長をしていた管区内でも患者が発生し，不安に陥った市民からの問い合わせに忙殺されました．また 2001 年に立法府である国会がハンセン病問題に対して謝罪決議を行い，感染症に対する非科学的な差別問題への猛省を促されることとなりました．2003 年には中国を中心に重症急性呼吸器症候群（severe acute respiratory syndrome：SARS）の感染流行が起こり，初の新感染症に指定されました．川崎市において国内初とされた疑い症例が公表され，医療機関が流行地域から帰国した有症患者に対する診察を忌避する問題や医療従事者の補償問題，流行地域からの帰国者であることを隠した市内のホテル宿泊者から疑い症例が出たこと等，川崎市でも大きな混乱が見られました．流行地域の中国に工場等進出させている企業が川崎市内に数多くあることを初めて知りました．そして 2009 年の新型インフルエンザのパンデミック（大流行）です．

さらに 2017 年に川崎市内の幼稚園において園児が相次いで死亡するという事件が起こりました．「川崎で得体の知れない感染症が流行」という根拠のない情報，当該幼稚園関係者への批判的な書き込み，それらをもとにしたマスコミの取材合戦，さらには関係のない周辺の幼稚園が休園に追い込まれる等，最近の感染症のアウトブレイクではインターネットや social networking service（SNS）等による情報拡散が無視できなくなってきています．

感染症に限らずインターネットや SNS の根拠のない情報拡散は時代とともにますます膨張拡大し，特に感染症のアウトブレイクの場合，これらが市民を動揺させ不安に陥れ，時として個人への不当な差別や中傷につながり，結果として冷静で科学的な対策を阻害するものとなりうる危険性がますます大きくなっています．これに対する対策として，インターネットや SNS で流れている情報をむしろ積極的に公表して，その 1 つ 1 つに対して丁寧に科学的根拠や事実関係がないことを説明する必要があると思います．実際の記者会見で何度かこれを試してみましたが，険悪な雰囲気であった記者会見の場が和む等効果は大きく，記者自身もこれらの情報に不安を感じていることがわかりました．役所はインターネットや SNS の情報を「低俗でいい加減なもの」として言及することを避ける傾向があります．しかし過去の経験から，避けようとする役所の姿勢が，逆に市民やマスコミに役所が何か隠しているかもしれないとの憶測や不安を招き，さらに根拠のない情報が拡散してゆくという悪循環を生むこ

とを実感しました．市民を不安に陥れる可能性のある情報が流れていることを
しっかり受け止め，これに目を背けず淡々と冷静に対応する姿勢を役所が自ら
示すことが重要であると感じています．今後の感染症アウトブレイクにおける
リスクコミュニケーションのあり方の 1 つとして検討する必要があると思いま
す．

6. 2009年新型インフルエンザ ―「未知の感染症」をどのように報じたのか？―

日本経済新聞社　編集局社会部次長　**前村　聡**

A.「新型」発生をめぐる報道 ―「海外で57人死亡」の衝撃―

「メキシコ市周辺で57人が死亡した疑いがある」．2009年4月24日，米国とメキシコ周辺でブタが感染するインフルエンザウイルスに数百人が感染しており，死者が相次いでいることを世界保健機関（World Health Organization：WHO）が発表しました．WHOの発表を日本のメディアでは時事通信が同日午後7時37分に配信したのが第一報でした．ここから新型インフルエンザ報道は一気に加熱していきました．

当時，15年目の社会部記者だった私は2回目となる厚生労働省担当になって間もない時期でした．この日の昼過ぎには米国の疾病予防管理センター（Centers for Disease Control and Prevention：CDC）が「米国で7人がブタインフルエンザに感染した」と発表したという情報が伝わっていましたが，CDCは「拡大の危険性は低い」と説明していました．私自身も警戒していたのは，致死率の高い強毒型となりやすい鳥インフルエンザから生まれる新型だっただけに，「ブタインフルエンザであり，強毒型ではないようだ」と考えていました．夕刊で第一報を伝えた朝日新聞と読売新聞も「ブタの体内でも新型インフルエンザが生まれやすいが，一般に毒性は弱いと考えられている」と説明する等，社会面での記事の扱いは小さいものでした．

それだけにその日の夜に飛び込んできた「57人が死亡した疑いがある」というWHOの発表に，私達担当記者は「ついに強毒型の新型インフルエンザが発生したのか……」と大きな衝撃を受けました．

日本時間の午後9時過ぎにはメキシコの保健相が「新型インフルエンザが発生したとして，首都のメキシコ市と中部の全ての学校を休校にする」と発表しました．世界的な警戒が高まる中，翌4月25日付の朝刊では，朝日新聞は1

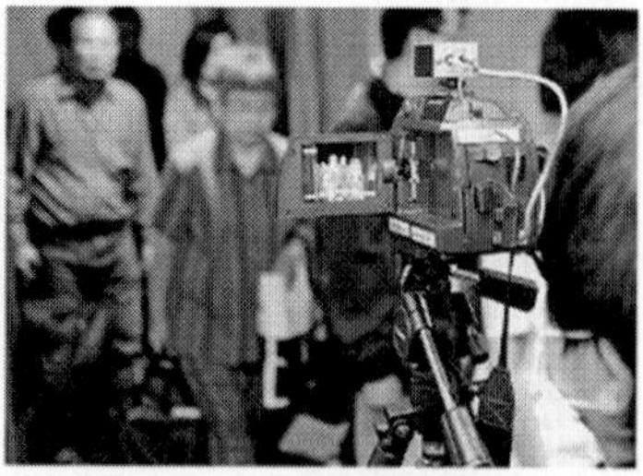

米・メキシコで豚インフル

米当局「人から人へ感染」確認

【米州総局】米疾病対策センター（CDC）は二十四日、人から人へ感染する新型の豚インフルエンザウイルスが見つかったと明らかにした。ただ、ウイルスの感染力がどの程度かは不明としている。（関連記事6面に）

見つかったのはA型インフルエンザウイルス（H1N1）で、CDCは人、鳥、豚のそれぞれが感染するウイルスの遺伝子を含む未知の混合型の可能性があるとして、警戒を強めている。米国内でカリフォルニア州で五件、テキサス州で二件の人への感染が確認されている。感染者は既に回復している。感染者の中で、豚に接触した人はいないという。

メキシコでも豚インフルエンザの感染が報告されているが、米国との関連ははっきりしていない。CDCは緊急対策センターを立ち上げ、感染源を調べるとともに、他に感染例がないかどうか確認を急いでいる。

豚インフル

「体調は」空港物々しく

厚労省電話相談　問い合わせ相次ぐ

メキシコ市からの到着便の乗客をサーモグラフィーを使って検査する成田空港の検疫（26日）

メキシコと米国で人への感染が多数確認された豚インフルエンザへの対応が二十五日、日本国内でも始まった。空港には帰国者の体調を調べる機器が置かれたほか、チラシなどで注意を呼び掛けた。国や自治体は相次いで電話相談窓口を設置。ただ今のところ旅行者らの多くは冷静に行動している。（1面参照）

外務省は同日、メキシコ渡航予定者に「事態が沈静化するまでの間、渡航の是非を検討してください」とホームページで呼び掛けた。厚生労働省が同日午後に設置した電話相談窓口には「メキシコに行くがどうしたらよいのか」「現地の状況が知りたい」などの問い合わせが相次いだ。

東京都は同日、都内三十一カ所の保健所に電話相談窓口を設け、感染の疑いがある人の受診態勢を整えた。二十六日は午前九時から午後五時まで対応。神奈川県なども同様の窓口を設ける。

成田空港では二十五日夕、メキシコ市発の航空機が到着。検疫所は到着ゲート付近にサーモグラフィー（体表面温度測定装置）を設置し、到着客の健康状態を調べた。体温が高かった外国人女性一人を検診したが、「感染の恐れなし」と判断した。発熱などがあれば検疫所に相談するよう呼びかけるチラシやマスクを配った。

利用者の多くは物々しい雰囲気に驚いた様子。二年間のメキシコ滞在を終えて帰国した男性会社員（48）は「帰ってきたら（空港職員らが）皆マスクをしていてびっくりした」。三カ月間の出張から帰国した群馬県館林市の男性会社員（33）は「何度も豚を食べたが特に変わりはなかった」と話していた。

出発客からは不安な声も。世界遺産を巡るツアーに参加し、メキシコ市の博物館に行く予定の女性会社員（34）は「添乗員から『入れないかもしれない』と言われた」と

図 1-6-1　2009 年 4 月 26 日付日経新聞夕刊 1 面＆社会面

面トップ記事として「豚インフルか，60 人死亡　メキシコで感染の疑い 800 件」という見出しで大きく報じ，「毒性強い新型か」という解説記事も掲載しました．日経新聞も「米・メキシコで豚インフル」として 1 面で報じました（**図 1-6-1**）．

4 月 25 日は土曜日でしたが，午前 11 時から厚生労働省 9 階にある記者会見室で，同省の新型インフルエンザ対策室長が WHO や CDC の海外情報を日本語にまとめた資料を配布して説明しました．同時に，空港の検疫所で高熱の患者を見つけ出すため体表面の温度をチェックできるサーモグラフィーを導入するほか，夕方までに一般向けの電話相談窓口を開設することを明らかにしました．

「日本でも多数の死者が出るかもしれない」．記者会見に参加した新聞やテレビの記者は危機意識をもちながらも，厚生労働省の説明に対する質疑応答は声を荒らげることもなく淡々と進みました．なぜでしょうか．それは 6 年前の 2003 年，当時は新型インフルエンザの可能性が疑われた重症急性呼吸器症候群（severe acute respiratory syndrome：SARS）が海外で流行した経験を踏

まえ，日本政府が新型インフルエンザに迅速に対応できるように感染症法を改正する等の対策を進めてきたことを知っているためでした．私自身も当時，1回目の厚生労働省担当として報じた経験がありました．経験がない記者も，厚生労働省新型インフルエンザ対策室が 2 週間に 1 回行う，厚生労働記者クラブ向けの新型インフルエンザ対策に関する勉強会を通じて知識を得ていました．経験がなくとも「知っている」ということによって，衝撃的なニュースでも冷静に対応できると感じました．

　実際に各メディアはこうした勉強会等で得た情報に基づいて，すでに新型インフルエンザが発生した場合に向けて原稿の準備を進めていました．日経新聞では，事前に「リスクをあおるのではなく，読者の不安を少なくするため，詳しい解説記事を積極的に掲載する」という方針を社内で確認しており，感染を予防するための方法を図解した記事等を用意し，新型インフルエンザに詳しい専門家にもネットワークづくりを進めて状況に応じて的確なコメントを掲載する態勢を整えていました．

　他紙も社説で「冷静に，警戒を怠りなく」（4 月 26 日付朝日新聞朝刊），「冷静に十分な警戒を」（4 月 27 日付毎日新聞朝刊），「まず感染状況の把握が肝要だ」（4 月 27 日付読売新聞朝刊）と掲載し，記事も新型インフルエンザに対する解説を多く盛り込み，この段階では国民の不安をあおらない報道を強く意識していました．

B. 水際対策をめぐる報道
─「検疫で上陸防止」の誤解─

　海外での感染拡大のニュースが次第に報じられる中，日本政府は感染した患者が確認されていないだけに島国であるメリットを最大限生かそうと，感染の疑いのある人を入国審査で厳しく検疫する「水際対策」に力を入れ，メディアも中心的に報じるようになっていきました．

　しかし，水際対策には限界があります．インフルエンザに限らず感染症の多くは感染しても症状が出るまでの「潜伏期間」があります．季節性インフルエンザの場合，2～5 日間とされる潜伏期間中，発熱や咳，くしゃみ，頭痛等の症状もなく，検疫で問診票の徴集やサーモグラフィーで体表面の温度を測ったとしてもすり抜けてしまいます．新型インフルエンザの場合，出現したウイル

スによって季節性と異なる可能性がありますが，いずれにしても潜伏期間があるため，すり抜けを防ぐことはできません.

　日本語で「検疫」と訳された英語「quarantine」は，ベネチア方言のイタリア語で「40 日間」を意味する「quaranta giorni」が語源です. 14 世紀中頃にヨーロッパとアジアの人口を約 3 割減少させたペストの拡大を防ぐために，船や離島に入国しようとする人を「40 日間」隔離して症状が出ないことを確認してから入国させていた対策から生まれました. 入国する側にとっては非常に厳しい措置でした. しかし航空機の普及で国境を越える人の往来は迅速になり，感染症の解明が進み，治療法も進歩した近年では，感染防止のため 40 日間も入国を妨げることは物流や人権の面からしても現実的ではなくなりました. 日本の感染症法でも原則として入国前に検疫で感染を確認した場合，他者への感染の恐れがなくなるまで病院や施設に停留する方式ですが，「検疫」といっても本来の「40 日間」という厳格な対応でないため，潜伏期間中の渡航者を通じて感染症が国境を越えて入って来ることを完全には防げないのが実状です.

　2003 年に SARS が海外で流行した際には，日本政府は検疫にサーモグラフィーを導入する等の水際対策を強化したものの，台湾で新型インフルエンザの治療にあたっていた医師が観光のために日本を訪れて関西地方を旅行し，台湾に戻った後に発症したケースがありました. 医師の立ち寄り先では「感染の恐れがあるのではないか」と大きな騒動となりました. 潜伏期間中の患者は入国の際も出国の際も検疫では感染を見抜けないことは経験済みでした.

　にもかかわらず，2009 年の新型インフルエンザの流行の際には，麻生太郎首相（当時）が海外での流行を受けて 4 月 26 日に記者団に「日本に入ってきて広がるのを水際で止めなければならない」と発言しました（**図 1-6-2**）. さらに WHO が日本時間の 4 月 28 日午前 5 時過ぎに新型インフルエンザの警戒水準（フェーズ）を「4」（感染地域は限定的であるが，ヒトからヒトへの連続した感染が確認された状態）に引き上げる発表を受け，同日午前 7 時から厚生労働省で緊急記者会見した舛添要一厚労相（当時）が「ウイルスの国内への侵入を阻止するため，水際対策の徹底を図っていくことに万全を尽くす」と説明したように，政治家が「水際対策を徹底すれば，ウイルスの侵入を防げる」と受け止められる発言を繰り返しました.

　厚生労働省としては，WHO のフェーズ 4 宣言を受け，専門家の意見も踏ま

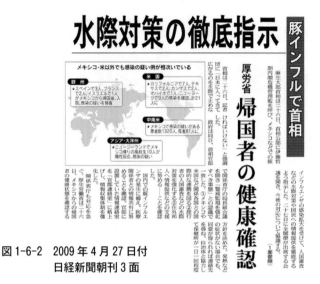

図1-6-2　2009年4月27日付
日経新聞朝刊3面

えた対策の目標では第1に「感染拡大のタイミングを可能な限り遅らせ，その間に医療体制やワクチンの接種体制の整備を図る」ことを掲げていました．水際対策はあくまで「時間稼ぎ」に過ぎず，決して水際対策でウイルスの侵入を防げることを前提にしていませんでした．こうした正しい政策目標を行政が掲げていても，「海外では発生しているけれど，日本は大丈夫．安心してください」という「安全」「安心」を強調しようとする政治家の発言を私達メディアがそのまま報じ，さらに白い感染防護服を身にまとった職員等が航空機内や空港を駆け回る光景を繰り返しテレビや新聞で伝えることで，「検疫を強化すれば日本への上陸を防げるのではないか」という期待と誤解を国民に広めた側面は否めません（**図1-6-3**）．

　後日の調査では，日本に上陸した新型インフルエンザの遺伝子型を分析したところ，WHOが「メキシコ市周辺で57人が死亡した疑いがある」と発表した4月24日より2日前にすでに日本にウイルスは上陸しており，近畿圏で感染の拡大が始まっていたことが確認されています．検疫の強化は確かに「時間稼ぎ」としては必要ですが，水際対策に力を入れ過ぎたため，医療現場から検疫への応援に駆り出される医師や看護師が増えました．さらに感染した可能性を否定できない渡航者が入国後に発症しないか定期的に連絡して確認する「健

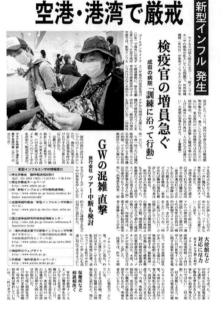

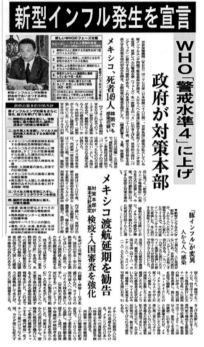

図 1-6-3　2009 年 4 月 28 日付
日経新聞夕刊 1 面＆社会面

「康監視」の対象者も次第に増え，4 月 28 日から 5 月 21 日までで約 13 万人に上りました．保健所は日常業務に加え，1 保健所で平均 1 日 77 人の追跡調査に追われました．結果的に本来は「時間稼ぎ」の間に国内での感染拡大に備えて態勢を整えるべき医療現場が水際対策で疲弊してしまいました．振り返ると，検疫の限界を繰り返し伝え，水際対策に力を入れ過ぎる政策に対して警鐘を鳴らす報道が必要だったと考えます．

C.　マスクをめぐる報道
―「予防のため着用」で混乱―

「遺伝子検査の結果は陰性」――．検疫で感染が疑われた渡航者に対する遺伝子検査の結果が毎日のように厚生労働省から発表されました．折しも 4 月下旬から 5 月上旬のゴールデンウィークの時期です．私達メディアは，海外旅行から帰国した観光客や訪日客の中で初の患者は，①入国前の検疫で見つかる

ケース，②検疫をすり抜けて国内で見つかるケース，という 2 つのケースについて警戒を強め，報道の準備を進めていました．

　最も警戒し，休みを返上して取材していたゴールデンウィークを過ぎても「遺伝子検査の結果は陰性」の発表が続きましたが，ゴールデンウィークが明けた 5 月 8 日，学校行事でカナダに滞在した後に米デトロイト経由で成田空港に帰国した大阪府内の高校生が新型インフルエンザに感染していることが入国前の検疫で初めて確認されました．

　「感染者を初確認」．新聞各社は 5 月 9 日付朝刊の 1 面トップ記事で大々的に報じました．日経新聞をはじめ新聞各社は国民がパニックに陥らないように，こうした不安を与える情報を報道する際は「安心情報」も積極的に発信しました．

　例えば「Q&A　感染拡大時の対応は　国内でも長期の警戒必要　人混み避け，手洗い　タミフル治療に効果」（5 月 9 日付日経新聞夕刊），「予防対策　手洗い 15 秒以上」（同日付朝日新聞夕刊），「Q&A　新型インフル，日常生活での注意　マスク，手洗い，うがい必須」（同日付読売新聞夕刊）等，改めて予防策を図解入りで掲載しました．ただマスクに関しては単に着用を呼びかけるだけだったため，「予防するためにはマスクが必要」というイメージを植えつけました（**図 1-6-4**）．

　「マスクをしていても予防には十分ではない」ことは，新型インフルエンザ発生に備え，2008 年 9 月 20 日に専門家会議がまとめた「新型インフルエンザ流行時の日常生活におけるマスク使用の考え方」という文書に書かれていました．この中でマスクについて，咳やくしゃみ等の症状がある人には「飛沫からの感染を防ぐために不織布マスクを積極的に着用することが推奨される」としています．「不織布」とはガーゼのように縦横に織ってある布と異なり，文字通り「織っていない布」で繊維や糸等が絡み合っており，発症した患者が咳やくしゃみをした際，口からのウイルスの拡散を抑えられます．ところが健康な人については「マスク使用の考え方」では「机，ドアノブ，スイッチなどに付着したウイルスが手を介して口や鼻に直接触れることを防ぐことから，ある程度は接触感染を減らすことが期待される．また，環境中のウイルスを含んだ飛沫は不織布製マスクのフィルターにある程度は捕捉される」と効果を認めつつも，「感染していない健康な人が不織布製マスクを着用することで，飛沫を完全に吸い込まないようにすることはできない」と予防対策としては限界がある

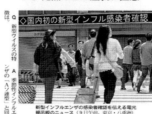

図 1-6-4　2009 年 5 月 9 日付
日経新聞夕刊社会面

ことを指摘しています.

　こうしたマスク着用に対する知識を繰り返して伝えたメディアはほぼありませんでした.「予防するためにはマスクが必要」というイメージが強かった報道は, 5 月 8 日に入国前の検疫で初めて確認された高校生の海外での対応に対する批判につながってしまいました. 海外で流行が拡大する中, 高校側が日本からマスク 50 枚を送られながら, 引率の教論らは「周囲にマスクをしている人はおらず, 自分達だけがすれば違和感がある」と判断して, 空港や帰国の旅客機内以外ではマスクを着用していなかったからです. これは正しい対応でした. ところが感染が確認された翌日に記者会見した高校側も「マスクをしていれば感染を防げたかもしれない」と説明した影響もあり,「新型インフル初の確認　生徒ら現地でマスクをせず」(**図 1-6-5**) と報じました. 他紙も同様に, 現地でマスクを着けていなかった対応を問題視する記事を伝えました.

　このほかの報道でも, 周囲に誰もいない病院の前でマスクを着けてリポート

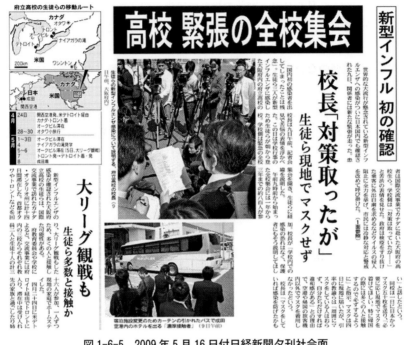

図 1-6-5　2009 年 5 月 16 日付日経新聞夕刊社会面

するテレビ局の記者や，マスク姿の写真を紙面で多用する等「新型インフルエンザ」＝「マスク」というわかりやすい構図を強調する報道が多く，結果として「感染していなくてもマスクは必要」という誤ったイメージを伝え続けました．薬局等ではマスクが品切れになる「マスク・パニック」を生む要因の 1 つになりました．

D．初の患者をめぐる報道
─「未知への恐怖」で誹謗中傷─

「新型インフルエンザの感染はきちんと対応すれば防げる」．マスクに関する報道等をめぐって植えつけられた誤ったイメージは，5 月 16 日に国内で初めて渡航歴のない高校生の集団感染が確認されると，患者や関係者に対する激しい誹謗中傷にもつながりました．

　5 月 16 日は，5 月 8 日に入国前の検疫で感染が確認された高校生が感染防止の停留措置を終え，空港近くの病院から退院した翌日のことでした．渡航歴がなく発症したのは神戸市内で発症して受診した高校生．同じ日には大阪府内でも同じく渡航歴のない高校生が新型インフルエンザと診断され，さらに通っている学校はインフルエンザで学年閉鎖しており，100 人を超す生徒がインフルエンザの症状があり，国内で感染が拡大していたことが明らかになりました．

　「なぜもっと早く新型インフルエンザとわからなかったのか」「最善の策は取ったのか」「生徒を外に出すな，うつったらどうしてくれるんだ」．大阪府内で集団感染が確認された学校には，中傷やクレームの電話が殺到し，一時電話が通じなくなるほどでした．この学校の生徒が制服をクリーニングに出そうとしたら「○○高校なの？」等，いやな対応を受けたり，タクシーで乗車拒否されたりするケースも出ました．インターネットの掲示板等への書き込みでも，「○○高校の生徒に近づくとウイルスがうつるぞ」等，根拠のない誹謗中傷が広がりました．

　あるテレビ局では感染経路について「△△部による対外試合で感染が拡大した」等，誤った情報を伝え，高校の部室の外観を放映して，特定の部活動が感染源であるかのようなイメージを与える報道もありました．その後も患者が発生した複数の学校では，校長が記者会見して謝罪し，中には涙を流す校長もいました．感染したことが罪であるかのような記者会見でした．

　大阪府の感染状況の調査を担当した国立感染症研究所の安井良則・主任研究官（当時）は，2009 年の新型インフルエンザに携わった関係者が一連の対応をまとめた『新型インフルエンザ（A/H1N1）—わが国における対応と今後の課題』（中央法規，2011 年）の中で「1918 年のスペイン風邪と呼ばれる新型インフルエンザが世界的に流行し，その後もアジア風邪，香港風邪の 2 度のインフルエンザの世界的流行（パンデミック）を経験し，新型ウイルスの発生のメカニズムが解明され，ワクチンの開発と改良，抗ウイルス薬の開発が進み，21 世紀に入ってからは日本を含めて世界的に対策も立案される等，今回の発生前から新型インフルエンザに対する情報は多かったが，かえって新型インフルエンザに対する恐怖感や嫌悪感をあおり，誹謗中傷・風評被害が発生する遠因となっていたことは否定できない」等と指摘しています．

　さらに実際に国内で発生した際，インフルエンザウイルスは通常の環境では数時間で活性を失って感染しなくなるにもかかわらず，1 週間以上休園や休校

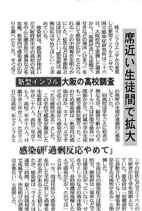

図 1-6-6　2009 年 5 月 27 日付日経新聞朝刊社会面

した保育園や学校で再開前に消毒が実施され，メディアがその姿を報じました．感染症の専門家の安井主任研究官でさえも，集団感染した高校が 2 週間の休校後に再開する際には「必要がないことを知りつつも校内やスクールバス等の消毒を実施せざるを得なかった」と明かし，「事実に基づかない不的確な情報であっても，いったん情報が広く流布され，国内でイメージが定着してしまうと，それを覆すのは容易ではない」と振り返っています．

　安井主任研究官が新型インフルエンザは「ほとんどの国民にとっては未知なる感染症であり，国民が抱いた恐怖感は相当なものであったことは想像に難くない」と理解を示しつつ，集団感染した学校や生徒への誹謗中傷を少しでも抑えようと，当時，国立感染症研究所に集まったメディアに対して調査結果と大阪で起きている現実を伝え，風評被害を抑える報道を切々と訴える姿が今も目に焼きついています．こうした影響もあり，メディアも過熱報道も続いたものの，抑制的な報道も増えていったように思います（**図 1-6-6**）．

［　E．新型インフルエンザにどう備えるか
　―「季節性」への理解が礎に―　］

　2009 年の新型インフルエンザは幸いにして強毒型ではなく，感染しても軽症ですむ患者が多く，医療技術の進歩もあり，全世界で 4,000 万人以上が死亡した約 100 年前のスペイン風邪（スペインインフルエンザ）のような被害は生

じませんでした．しかし，新型インフルエンザはこれまで10〜40年周期で発生を繰り返しています．前回の2009年から10年経ち，今後再び発生するリスクは高まっています．

　新型インフルエンザに対して，私達はどのように備えるべきでしょうか．その答えは，まず毎年経験している季節性インフルエンザについて，正しい知識をもつことです（**図1-6-7**）．

　かぜとの違い，ウイルス感染の仕組みや予防方法，ワクチンと抗ウイルス薬の効果と限界等は知っておきたい知識です．季節性インフルエンザに対しても重症患者に適切に対応しようと，体力がある軽症患者には抗ウイルス薬の処方を控える医療機関も出てきています．新型インフルエンザでも同じような対応が求められることになるでしょう．抗ウイルス薬の使用量は世界的にみて日本が突出して多いです．限りある抗ウイルス薬を新型インフルエンザ発生時に適切に使用するために，すぐに処方する医療現場と，処方を求める患者が現状を見直すことも広い意味で新型インフルエンザへの備えになります．

あしたの暮らしをわかりやすく　政府広報オンライン

新型インフルエンザの発生に備えて〜一人ひとりができる対策を知っておこう

項目	季節性インフルエンザ	新型インフルエンザ
発病	急激	急激
症状（典型例）	38℃以上の発熱、咳・くしゃみ等の呼吸器症状、頭痛、関節痛、全身倦怠感など	季節性インフルエンザの症状に加えて、重篤度が季節性インフルエンザより高い可能性がある
潜伏期間	2〜5日	出現した新型インフルエンザウイルスにより異なる可能性がある
人への感染性	強い	季節性インフルエンザより強い可能性がある
発生状況	例年12〜3月流行	突発的（すべての季節で起こりうる）
致死率※	0.1%以下（1,000人に1人以下）	0.1〜2%※（50人〜1,000人に1人）※過去に発生した新型インフルエンザ致死率（下記の表）に基づく予測
死亡者（日本）	214人（2001年）〜1,818人（2005年）（年間）	約17万人〜約64万人（政府行動計画における推定）
日本の人口	約1.27億人（2001年〜2005年）	約1.25億人（2018年）

図1-6-7　政府広報オンライン「新型インフルエンザの発生に備えて」

　特に予防方法では，手洗いが重要です．外出先からの帰宅時や調理の前後，食事前等のこまめな手洗いは新型インフルエンザだけでなく，ほかの感染症の予防にもつながります．

　マスクの効果については，「予防用にマスクを着用するのは，混み合った場所，特に屋内や乗り物など換気が不十分な場所では一つの感染予防策と考えられますが，屋外などでは，相当混み合っていない限り着用する効果はあまり認められていません」というように，政府広報オンラインで解説しています．こうした情報をもとに，日頃から正しい知識を持っておきましょう．

　新型インフルエンザから10年，メディアとしては2009年の際には事前に備えながら結果として過熱報道につながった経験を省みる必要があります．そして多くの人が経験している季節性インフルエンザについて正しい情報を伝え，インフルエンザの正しい知識を深めてもらうことこそが，新型インフルエンザが再び発生した際の混乱をできるだけ少なくする備えの礎になります．

第 2 章

過去の（そのほかの）新型インフルエンザ

　インフルエンザに対して，わが国では100年前のスペインインフルエンザの際に，咳エチケットやマスクを対策として取り入れていました．しかし，今では当たり前の治療方法がない時代においては，大きな不安が社会を支配したことでしょう．スペインインフルエンザは，第一次世界大戦による人の動きによって世界的に流行し，非常に多くの死亡者を出しました．

　その後，アジアインフルエンザ（1957年），香港インフルエンザ（1968年）が流行しました．その頃には，ウイルスの同定やワクチンの技術が高まりました．また，ちょうどこの2つのパンデミックの間の1964年には東京オリンピックが開催され，日本経済は一気に高度成長を迎えました．しかしながら，アジアは，1955～75年まで続いたベトナム戦争，1966～76年は中華人民共和国での文化大革命，そして米国とソ連の間の冷戦等激動の時代でした．ウイルスの特性としては，スペインインフルエンザよりは重症化をしなかったようですし，人々の栄養状態の改善や医療技術の向上もありました．それでも，アジアインフルエンザでは約200万人，香港インフルエンザでは約100万人が世界で死亡したと推定されています．

　本章では，20世紀の3つのパンデミックを取り上げます．時代は今とは大きく異なりますが，現代の対策にも参考となる事項があるはずです．

1. スペインインフルエンザ

防衛医科大学校内科学講座（感染症・呼吸器）教授　川名　明彦

A. はじめに

　2018年は，いわゆる新型インフルエンザの世界的大流行（パンデミック）である「スペインインフルエンザ」が発生してから100年目の年でした．スペインインフルエンザは，科学的に検証しうるパンデミックとしては過去最大のもので，地球規模で膨大な患者と犠牲者を出しました．インフルエンザのパンデミックは，規模の大小はあるものの過去に幾度も発生しており，またこれからも発生すると予想されるため，その対策が進められています．正しい対策のためには，過去のパンデミックを振り返り，その被害の全容や先人達の取り組みを知ることも重要です．ここでは，インフルエンザとパンデミックの歴史を概観し，特にスペインインフルエンザに焦点をあてて解説します．

B. インフルエンザの歴史

1) 歴史の中のインフルエンザ流行

　インフルエンザは，インフルエンザウイルスによって起こる感染症で，北半球の温帯地域では毎冬すなわち12～2月頃に流行します．南半球は季節が逆ですので，寒い6～8月頃に流行します．毎シーズン人口の1割程度の人が感染すると推定されますが，流行は数週間で自然に終息します．このように普段流行するインフルエンザは，季節と連動することから「季節性インフルエンザ」とも呼ばれます．一方，新型インフルエンザのパンデミックは，季節に関係なく出現し大流行します．

　インフルエンザと人類の関わりは古く，歴史的な資料の中にインフルエンザと思われる疾患とその大流行の記載を見ることができます．古代ギリシアのヒポクラテス（紀元前460年頃～）は，「ある日突然多数の住民が高熱を出し，震えがきて咳が盛んに出た．たちまちこの病気は広がり，住民達は脅えたが，

あっという間に去っていった」という記録を残しています．これはインフルエンザの流行を記述したものだろうと考えられています[1,2]．

中世のヨーロッパにもインフルエンザと思われる病気の記録が多数残されており，その流行が周期的に現われるところから，16世紀のイタリアの占星術者達は，星や寒い天候の影響（influence）による病気と考えました．これがインフルエンザの語源とされています[3]．

17世紀，英国の解剖学者で医師のT. Willisは「いくつかの村で非常に多くの人が病気になった．成人患者の特徴は，厄介な咳，痰，鼻腔から口蓋，喉にかけての炎症，発熱，渇き，食欲減退，疲労，背中と手足の激しい痛みである．病弱な者，年寄りは死ぬ者も少なくなかった」と記載しています．18世紀，スコットランドの医師J. Arbuthnotは，ヨーロッパ各国から米国，カリブ海地域まで拡大したこの疾患について「症状はどの地方でも全く同じである」と記しています[4]．19世紀には，インフルエンザの世界的流行が何回も起こった記録があります．1889年12月にサンクトペテルブルクで始まった流行は，翌週までに世界で数百万人に感染し，ヨーロッパだけで約25万人が死亡し，特に乳幼児と老人の死亡が多かったと記されています[4]．

わが国にも，平安時代以降インフルエンザと思われる流行病の記録が沢山残されています．江戸時代にも20回以上の大流行の記録があり，「お駒風」，「谷風」，「琉球風」，「お七風」等と呼ばれました[1]．長崎に渡来する外国人から流行が始まったとする記載もあり，外国との交流が制限されていた時代でも，わずかな人の移動を介して世界的なパンデミックの嵐が東アジアの日本にも到達していたことがわかります．

2) インフルエンザウイルスの発見

19世紀末，ドイツの学者R. F. J. Pfeifferが患者の鼻咽頭から細菌を検出し，それがインフルエンザの病原体であるとして「インフルエンザ菌」という名前を付け報告しました．その後，この菌はインフルエンザの病原体ではないことが明らかになりましたが，「インフルエンザ菌（*Haemophilus influenzae*）」という名前は現在も使われています．その後インフルエンザの病原体は「菌」よりも小さい病原体，すなわちウイルスであることが判明します．

1931年，米国のR. E. Shopeがブタのインフルエンザウイルスの分離に成功，続く1933年，英国のW. Smith，C. H. Andrewes，P. P. Laidlawの3人が

初めてヒトのインフルエンザウイルスの分離に成功しました．このウイルスは後に A 型と呼ばれます．1940 年には T. Francis と T. P. Magill により B 型インフルエンザが，1949 年には R. M. Taylor により C 型インフルエンザがそれぞれ分離され今日に至ります[5]．

　ウイルスは 1 万分の 1 mm と極めて小さく，電子顕微鏡を使わなければ観察することはできませんが，20 世紀末には，鼻や喉の粘液ぬぐい液を使って 15 分ほどでインフルエンザと診断できる迅速検査法が実用化し，医療の現場では広く使われています．

C. 新型インフルエンザとパンデミック

1) 新型インフルエンザとは

　A 型インフルエンザウイルスは，8 つの分節に分かれた遺伝子をもっています．2 種類の異なった A 型インフルエンザウイルスが 1 つの細胞に感染すると，その細胞の中で遺伝子が混ざり合い，さまざまな分節の組み合わせをもったウイルスが出現します．これを遺伝子再集合と言います．自然界では鳥やブタ等さまざまな動物が固有のインフルエンザウイルスを保有していますので，遺伝子再集合により，ヒトのインフルエンザウイルスが動物のウイルス遺伝子を取り込み，新しいウイルスができることがあります．こうしてできた新しいウイルス，すなわち「新型インフルエンザウイルス」には，人類はそれまで遭遇したことがないため，全く免疫をもちません．そのため新型インフルエンザはヒトの間で大流行しパンデミックを引き起こす可能性があります．わが国の感染症法では，「新たに人から人に伝染する能力を有することとなったウイルスを病原体とするインフルエンザであって，一般に国民が当該感染症に対する免疫を獲得していないことから，当該感染症の全国的かつ急速なまん延により国民の生命及び健康に重大な影響を与えるおそれがあると認められるもの」を新型インフルエンザと定義しています[6]．欧米ではこのようなインフルエンザを「パンデミック株インフルエンザ」と称しますが，ここでは新型インフルエンザという言葉を使います．

2）20世紀のインフルエンザパンデミック

　先に述べたとおり，有史以来人類は多くのインフルエンザパンデミックを経験しています．20世紀に限定しても，大きなものだけで4回発生しており，それぞれ通称で呼ばれています．すなわち，1918年の「スペインインフルエンザ（インフルエンザA（H1N1）ウイルスによる，以下同）」，1957年の「アジアインフルエンザ（A（H2N2））」，1968年の「香港インフルエンザ（A（H3N2））」，並びに1977年の「ソ連インフルエンザ（A（H1N1））」です[7]．なお，「ソ連インフルエンザ」は，いったん姿を消したスペインインフルエンザの子孫ウイルスが何らかの理由で復活してきたものと考えられるため，真のパンデミックに含めない見方もあります[8]．21世紀に入ってからは2009年にパンデミック（インフルエンザA（H1N1）pdm09ウイルスによる）が発生したことは記憶に新しいところです．

　アジアインフルエンザ以降のパンデミックについては，別の項で詳しく述べられますので，ここではスペインインフルエンザについて解説します．なお，パンデミックの通称については，「スペインかぜ」，「スパニッシュフルー」等さまざまな呼び方がありますが，ここでは「スペインインフルエンザ」という言葉を用います．

D. 世界を襲ったスペインインフルエンザ

1）スペインインフルエンザとは

　スペインインフルエンザは，1918年3月頃から1920年頃まで全世界で流行した，科学的に検証可能なインフルエンザパンデミックの中では史上最大のものです．統計は諸説ありますが，この間，当時の世界人口18億～20億人の1/3以上が感染し，数千万人（おおむね2,000万人～5,000万人と言われます）が死亡し，その致死率（発病者数に対する死亡者数の割合）は2.5%以上と推計されています．この流行は第一次世界大戦の最中に起こったので，参戦していた国々の兵士にも甚大な被害をもたらし，戦局にも大きな影響を与えました．各国はインフルエンザによる戦力の低下を敵国に悟られないようその流行を秘匿しましたが，参戦していなかったスペインでは情報統制が敷かれておらず同

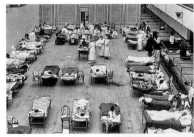
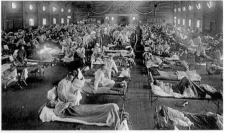
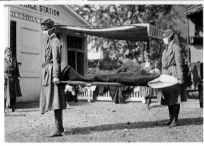

図 2-1-1　スペインインフルエンザ流行当時の写真

国内の流行が広く世界に報道されました．スペイン国王や大臣もインフルエンザにかかったという情報が報じられたこと等から，このパンデミックはあたかもスペイン発であるかのように受け取られ，同国の名がついたとされています．

　スペインインフルエンザ流行の様子を撮影した写真が多数残されています．インターネットで「スペインインフルエンザ」，「スペイン風邪」について画像検索をすると多くの写真を見ることができます．その一部を**図 2-1-1**に示しました．多くの患者を収容しきれず講堂のようなところで診療する様子や，皆がマスクを着用している様子がうかがえます．

2）スペインインフルエンザはどこで発生したか

　スペインインフルエンザが世界のどこで最初に出現したか，明確な証拠はありません．インフルエンザウイルスが発見される前のことですからウイルス学的な確定診断はできませんし，また届出義務のある疾患ではなかったのですから，正確な疫学データがないのはやむを得ません．

　スペインインフルエンザにつながる最初の流行としてはっきりした記録があるのは 1918 年 3 月の米国でのものであり，ここから流行が始まったとする見

方が一般的です．しかし，最初の記録があることと真の発生地であることは同じとは限りません．特に中国は，アジアインフルエンザや香港インフルエンザが発生し，また鳥インフルエンザ A（H5N1）や A（H7N9）ウイルスのヒト感染が最初に報告された国でもあることから，スペインインフルエンザも中国で発生したのではないかとする見解があります．そのほか，ヨーロッパ（フランス等）やアフリカ起源とする説もあります．ここでは米国から流行が始まったと仮定して話を進めます．

3）米国のスペインインフルエンザ

　スペインインフルエンザの流行は 1918 年 3 月に米国のカンザス州から始まりました[9,10]．3 月と言えば季節性インフルエンザの流行がそろそろ終わる時期ですが，この年は春を過ぎてもインフルエンザ患者数は減少しませんでした．当初はインフルエンザパンデミックの始まりに誰も気づきませんが，軍隊や刑務所のように総員数が把握できる集団での大流行や，大規模な自動車工場の労働者が多数欠勤して業務に支障が出る等の事態が次々と起こるようになると，人々は「普段とは違うインフルエンザの流行が始まった」ことに気づきます．膨大な患者の中には死亡する者も少なからず見られ，米国社会は混乱に陥りました．当時，第一次世界大戦に参戦するため米国からは何十万人もの若い兵士が軍艦に乗り大西洋を越えてヨーロッパの戦場に向かいましたが，その中にはインフルエンザにかかった者も多く含まれていました．こうしてウイルスは 4 月から 5 月にかけて米国からフランス，イタリア，ドイツ，スペイン，英国，ロシアへと拡散，同年 6 月頃までにアフリカ，アジア，南米まで広がり，地球規模のパンデミックになったと考えられています．

　この 1918 年の春に見られた流行をスペインインフルエンザの第 1 波（春の流行，spring wave）と言います．第 1 波は，感染者数は多かったものの，致死率はそれほど高くありませんでした．この第 1 波は同年夏頃にいったん勢いが低下しました．

　1918 年 9 月頃からの流行を第 2 波，1919 年初頭以降の流行を第 3 波といいます．特に第 2 波においては肺炎を合併して重症化する患者や死亡者が多かったことが知られています[11]．第一次世界大戦と関連したインフルエンザの悲惨なエピソードが多く残されています．例えば，1918 年 9 月 29 日に米国ニュージャージー州の港を出港し，同年 10 月 7 日にフランスに到着した米国

の兵員輸送船「リヴァイアサン号」は，1 万 1,000 人ほどの乗員を乗せていましたが，航海中に船内で 2,000 人がインフルエンザを発症し 80 人以上が死亡しました（下船後も含めると合計約 200 人が死亡したと言います）．市民の間でもインフルエンザは大流行しました．工場労働者の多量欠勤により産業機能が低下，病院の医師・看護師，電信電話会社員，警察官，鉄道員，ごみ収集者，遺体埋葬業者も多数インフルエンザに罹患し，公共サービスが著しく低下したといいます．一部の家庭では，労働や家事をする体力が残っている大人が誰もおらず，収入も食料も途絶えて家族全員が家から出られなくなり，ボランティアが炊き出しをして食事を届けてまわったといいます[9]．まさに現代の大規模自然災害と似た状況が見られたのです．

　第 1 波に比べて第 2 波で致死率が高くなった理由はよくわかっていません．ウイルスがヒトに対し高病原性に変異した可能性や，第 2 波が本来インフルエンザの流行する寒い時期と重なったこと等，さまざまな可能性が指摘されています[11,12]．

　スペインインフルエンザ流行期間中の米国の被害については多くの統計がありますが，1918〜1919 年に全人口の 4 分の 1 以上すなわち 2,500 万人以上がインフルエンザにかかり，67 万 5,000 人が死亡した（うち「超過死亡」すなわちパンデミックにより例年より多く死亡した人数は 44 万人）とする記載があります[9]．

　その後，米国のスペインインフルエンザの勢いは徐々に衰え，住民の大部分が免疫を獲得するとともに病原性も低下して季節性インフルエンザに移行していきました．そしてこのウイルスは，1957 年にアジアインフルエンザが出現するまで季節性インフルエンザとして毎年流行し続けました．

4）わが国のスペインインフルエンザ

　わが国でも 1918 年 8 月下旬からスペインインフルエンザの流行が始まり，11 月には全国的な大流行となりました[13〜15]．

　この年は，普段なら流行が終息するはずの 5 月頃になってもインフルエンザ様の疾患があちこちで発生しました．例えば軍の営舎に居住する兵士や紡績工場の工具，相撲部屋の力士等，集団生活をしている人達の間での流行が目立ちました．これらは季節性インフルエンザの流行が春過ぎまで長引いたものなのか，スペインインフルエンザの始まりだったのかは不明です．しかし米国から

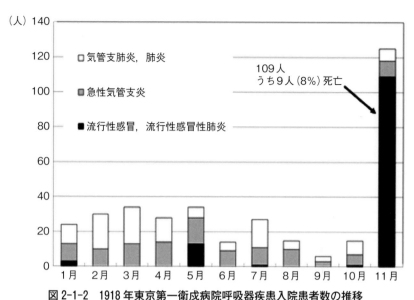

図 2-1-2　1918 年東京第一衛戍病院呼吸器疾患入院患者数の推移

(Kawana A, Naka G, Fujikura Y, et al.：Spanish influenza in Japanese armed forces, 1918-1920. Emerg Infect Dis, 13(4)：590-593, 2007.)

スペインインフルエンザ第 1 波（春の流行）が世界に拡散していた時期に一致しますので，この時ウイルスが日本に入ったとも考えられます.

　本格的にスペインインフルエンザが日本を襲ったのは，1918 年 9 月末頃から 10 月初頭と言われています. 当時の内務省衛生局は 1918 年 8 月〜1919 年 7 月を「第 1 回流行」と記しています（なお，欧米の流行には第 1 波，第 2 波という表現を使いましたが，日本国内の流行は内務省の記載に従い第 1 回，第 2 回と記します. 時期も多少ずれています）[14]. インフルエンザは各地の学校や軍隊を中心に 1 か月ほどのうちに全国に広がりました. 10 月末になると，郵便・電話局員，工場・炭鉱労働者，鉄道会社従業員，医療従事者等も巻き込み，経済活動や公共サービス，医療に支障が出ます. 新聞紙面には「悪性感冒猖獗」，「罹患者の 5％が死亡」，山間部では「感冒のため一村全滅」といった報道が見られるようになります. この頃，死者の増加に伴う火葬場の混雑も記録されています.

　筆者らはスペインインフルエンザについて検証するため，当時の日本陸軍病院（東京第一衛戍病院）の入退院記録である「大正 7 年病床日誌目録」を調べ

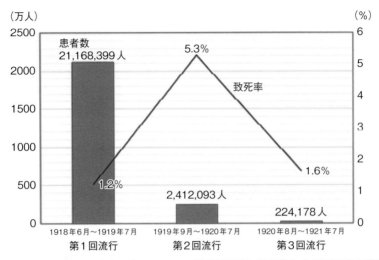

図 2-1-3　日本のスペインインフルエンザ時間経過と患者数および致死率の推移

ました．それによると，同年 10 月までの呼吸器疾患の入院患者数の平均は約 23 人/月であったのに対し，11 月に突如「流行性感冒」，「流行性感冒性肺炎」の患者が 109 人入院し，うち 9 人（8％）が死亡していました（**図 2-1-2**）[16,17]．突然の重症インフルエンザの多発で病院に大勢の患者が入院した様子がわかります．なお，図をよく見ると 5 月にも流行性感冒もしくは流行性感冒性肺炎で入院している患者が見られますが，これは先述の「春の流行」を示すものかもしれません．

　嵐のような第 1 回流行も 12 月頃には勢いが低下しました．当時の内務省衛生局は，日本国内の総人口 5,719 万人に対し，第 1 回流行期間中の総患者数は 2,116 万 8,000 人と報告しています．すなわち国民の約 37％がこの期間にインフルエンザにかかったことになります．このうち，総死亡者数は 25 万 7,000 人とされていますので，単純に計算すると致死率は 1.2％になります．

　その後，第 2 回流行（1919 年 9 月～1920 年 7 月）では総患者数 241 万 2,000 人，総死亡者数 12 万 8,000 人（致死率 5.3％），第 3 回流行（1920 年 8 月～1921 年 7 月）では総患者数 22 万 4,000 人，総死亡者数 3,698 人（致死率 1.6％）と記録されています．内務省衛生局の資料をもとに日本のスペインインフルエンザの時間経過と患者数および致死率の推移を**図 2-1-3** に示しました[14]．先述の通り確定診断の方法がなかった時代ですので，その数はあくま

でも参考ですが，第1回より第2回流行の方が，患者数は減少している一方，致死率が著しく上昇している点は米国と同様であり注目されます．第3回では，総患者数からみてもすでに季節性インフルエンザに移行していると見た方がよいかもしれません．

　わが国も当時第一次世界大戦に参戦していたため，先に紹介した「リヴァイアサン号」事件に似た事件が発生しています．それは軍艦「矢矧」事件です[13]．矢矧は呉を母港とする軽巡洋艦で，計469人を乗せて航行中，1918年11月に立ち寄ったシンガポールで，一時上陸した乗組員によりインフルエンザウイルスが持ち込まれてしまいます．閉鎖空間である艦内でインフルエンザが爆発的に流行し，衛生兵，軍医も倒れ，最終的に306人（65％）が発症，うち48人が死亡（致死率16％）したというものです．一方，シンガポールから乗り込んだ便乗者の中にはスペインインフルエンザに1度かかって回復した者もおり，彼らは艦内では発病しませんでした．1度かかると免疫ができ，2度かからないこともこの事件は教えています．長い航海で乗組員は疲労が蓄積し環境も劣悪だったとはいえ，スペインインフルエンザのインパクトを現在に伝える貴重な事件の記録と言えます．

　わが国のスペインインフルエンザもその後国民の大部分が免疫を獲得するにつれて死亡率は低下し，季節性インフルエンザに移行していきました．

5）スペインインフルエンザの症状とは

　平素見られる季節性インフルエンザは，感染後1〜3日の潜伏期間の後，突然の高熱と倦怠感，関節痛，腰痛，筋肉痛等の全身症状で始まり，少し遅れて鼻汁，咽頭痛，咳等の呼吸器症状が現れます．熱は38〜39℃あるいはそれ以上にもなりますが，通常3,4日で解熱し，1週間程度で自然治癒に向かうことがほとんどで，比較的予後のよい経過をたどります．しかし高齢者や基礎疾患をもつ人は重症化することもあります．

　スペインインフルエンザも基本的には同様の症状だったと想像されますが，当時の記録を見ると，非常に突然の発症であることに加え，チアノーゼ，血痰，鼻出血等の出血傾向が強調されています．死亡例の肺を解剖すると，血液の混ざった水分で肺が満たされた状態（肺水腫）や，細菌感染を合併した強い炎症の所見が見られたといいます．

　また，スペインインフルエンザでは20〜40歳代の青壮年層で亡くなる人も

多く見られたといわれます[11,12]．季節性インフルエンザでは，死亡例は65歳以上の高齢者が大部分で，後は年少児に少し見られるのが一般的ですので，スペインインフルエンザでは青壮年層でも亡くなる人が多かったことは極めて特徴的です．

　筆者らは，先に述べたスペインインフルエンザ流行時のカルテをもとに，患者の症状についても検討しました[16,17]．生存患者（計124人）と死亡患者（計8人）とを比較してみると，死亡者は入院時体温が高く（生存者の平均38.7℃ vs 死亡者の平均39.9℃），心拍数が多く（同89 vs 106/分），胸部聴診上雑音があり（同54% vs 100%），苦悶様顔貌を呈している（同4% vs 38%）ことがわかりました．胸部聴診上の雑音は肺炎の合併を疑わせる所見です．肺炎には，ウイルスそのものによる肺炎と細菌感染を合併した肺炎があります．記録の中には，青年が入院後5〜6日で死亡する例もありましたが，このような超急性経過の症例はウイルス性肺炎を起こしていた可能性があります．

　治療については，もちろん当時は抗菌薬や抗インフルエンザウイルス薬はなく，安静，輸液，解熱薬等対症療法が主でした．当時のカルテを見ると「ワクチン」という言葉も出てきますが，インフルエンザウイルス発見前であり，現在われわれが用いているワクチンとは異なるものです．

6) スペインインフルエンザの病原体に迫る

　スペインインフルエンザの原因ウイルスはA（H1N1）という亜型のインフルエンザウイルスであることがわかっています．このウイルスは，ヒトと鳥とのウイルス遺伝子が再集合してできたと考えられ，1918年の時点では「新型インフルエンザ」と呼べるものでした[18]．このウイルスについて研究するためには，実物のウイルスが必要となりますが，流行は過去に終息しており入手できません．そこで，このウイルスを手に入れるためのさまざまな試みがなされてきました．アラスカの永久凍土の中に埋もれているスペインインフルエンザの犠牲者の遺体からウイルスを取り出そうとする試みもなされましたが成功しませんでした．1997年にJ. K. Taubenbergerらはスペインインフルエンザで死亡した当時の患者のホルマリン固定肺標本からウイルスRNAを抽出し，ウイルス遺伝子情報の一部を解読することに成功しました[19,20]．同じ頃，わが国の河岡義裕教授らによって開発されたインフルエンザウイルスを人工合成する技術（リバースジェネティクス法）と組み合わせることで当時の遺伝子を

有したウイルスを再現するという驚異的な研究が可能となりました[21]. その後, ウイルスの全塩基配列の同定も可能となり, スペインインフルエンザのウイルス遺伝子をもったウイルスを使った研究が行われています[22]. その結果, このウイルスは哺乳類の肺に強い障害を引き起こし, また呼吸器系で効率よく増殖すること等が明らかとなっています[23].

7) 当時の感染対策について

現在, インフルエンザは患者の咳やくしゃみに伴って気道から排出される飛沫の中に含まれるウイルスを介して感染することが明らかとなっています. 飛沫を吸い込んで直接感染する場合や, 飛沫のついた手や器物を介した間接的な感染があり得ます. したがって, 感染防止のためにはマスク, 手洗いのほか, 患者とはできるだけ距離を空けることが効果的です. また患者は治るまでウイルスを排出し続けますので, できるだけほかの人との接触を控えることが大切で, そのためには仕事や学校を休むことも重要です. 流行の極期には, 学級閉鎖等も一定の効果があると考えられます.

1918年当時ウイルスは発見されていませんでしたが, 気道を侵す病原体が咳やくしゃみの際に放出され感染源になると考えられていました. さまざまな感染対策が行われたことが記録されています. 例えば米国の一部の行政当局は, 市民に対し人前で咳やくしゃみを控え, マスクを着用することを推奨しました. また, 学校, 教会, 劇場そのほかの大衆娯楽施設の閉鎖命令を出した記録もあります[9]. 学校閉鎖等公衆衛生学的な対策を積極的に導入したセントルイス市では感染拡大防止に成功しましたが, そのような対策を取らなかったフィラデルフィアでは感染が拡大したとする記録も残されており, 公衆衛生学的な介入の重要性を考える上でこの例は今でもよく引用されます[24,25].

わが国でも内務省衛生局が1919年1月に「流行性感冒予防心得」を公開しています[14]. それを見ると, 「咳やくしゃみをすると目に見えないほど微細な泡沫が周りに吹き飛ばされ, それを吸い込むとこの病気にかかる」ので「病人, 咳をする者には近寄らない」, 「たくさん人の集まっている所（芝居, 活動写真, 電車等）に立ち入らない」, 「咳やくしゃみをする時はハンケチ, 手ぬぐい等で鼻, 口を覆う」ことが重要であると書かれています. また, インフルエンザにかかった場合は「すぐに休む」こと, 「病人の部屋はなるべく別にし, 病室に入る時はマスクを着ける」ことが勧められています（一部現代語に訳し

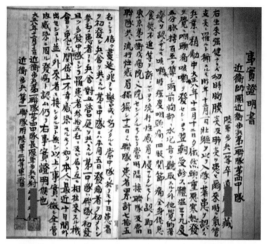

図 2-1-4　東京第一衛戍病院のカルテに綴じられていた「事実証明書」
（1919 年 12 月）

ています）．これは現在「咳エチケット」として推奨されていることとほとんど同じ内容で，現代のインフルエンザ対策と同じことが 100 年前に推奨されていたことに驚きます．ただ，あえて言うならば当時の感染対策では手指衛生（手洗い）にほとんど言及されていない点が気になります．現在は，どこにでも流水と石鹸があり，擦り込み式アルコール消毒薬も簡単に入手できますが，当時はそのような環境ではなかったのです．

　また，かなりしっかりと疫学情報が把握されていたことを示す資料もあります．内務省衛生局の資料には日本全国をカバーするインフルエンザに関する詳しい資料が掲載されています[14]．疾患定義等が明確でない時代とはいえ，現在の感染症サーベイランスに通じる事業がすでに行われていたことがうかがえます．また，筆者らが調べたスペインインフルエンザ流行時の東京第一衛戍病院カルテの中には，共同生活する兵隊の営舎での感染の広がりを示す記録「事実証明書」が綴じられていました（**図 2-1-4**）．ここにはわが国のスペインインフルエンザパンデミックの第 2 回流行時の様子が克明に記録されていました．「当部隊，隣接する部隊ともに流行性感冒が猖獗し，患者累計 75 人となり倍々とまん延の兆しがあるため警戒に努めたが，兵舎を共にする者が次々と発症している」，「外出や外来者との接触がないのに営内感染で拡大している」といった記載（一部現代語に訳しています）からは，軍隊内で感染者の人数が

しっかりと把握され, 公衆衛生的な介入も行われていたことがうかがえました.

E. おわりに

過去100年を振り返ると, パンデミックとパンデミックの間で最も短かったのは1957年アジアインフルエンザから1968年香港インフルエンザまでの11年です. 2009年に起きた直近のパンデミックから早くも10年が経過しようとしている現在, もう次のパンデミックが出現しても全く不思議ではありません. わが国では2009年以降「新型インフルエンザ等対策特別措置法」等法整備が進められ, 行動計画やガイドラインが改定される等パンデミック対策は着々と進められています. また, 薬やワクチンの備蓄, 動物インフルエンザの監視も行われています. 抗インフルエンザウイルス薬や抗菌薬を用いて現代の医療を行えば, 大きなパンデミックが来たとしても, 1918年のような被害は起こらないでしょう. しかし, スペインインフルエンザ当時の人々がどのようにしてパンデミックと戦ったのか, 忘れることなく検証し, 油断せず準備することが大切です.

私達にとって, パンデミック対策は決して特別なことではなく, 普段のインフルエンザ対策の延長線上にあるものです. 流行期間中のマスク, 手洗い, 人混みを避けるといったことは, パンデミック中にも求められる対策です. 平素からパンデミックを意識したインフルエンザ対策を心がけたいものです.

文 献

1) 松本慶蔵 編：インフルエンザのすべて. メド・コム, 2000.
2) 加地正郎 編：インフルエンザとかぜ症候群 改訂2版. 南山堂, 2003.
3) 国立感染症研究所感染症情報センター：インフルエンザとは. https://www.niid.go.jp/niid/ja/kansennohanashi/219-about-flu.html.
4) Dobson M：Disease：the extraordinary stories behind history's deadliest killers. Quercus, 2007.
   小林 力 訳：Disease 人類を襲った30の病魔. 医学書院, 2010.
5) Taubenberger JK, Hultin JV, Morens DM：Discovery and characterization of the 1918 pandemic influenza virus in historical context. Antivir Ther, 12(4 Pt B)：581-591, 2007.
6) 感染症の予防及び感染症の患者に対する医療に関する法律. 第六条7.
7) Kilbourne ED：Influenza pandemics of the 20th century. Emerg Infect Dis, 12

(1)：9-14, 2006.

8) Beveridge WIB：Where did red flu come from? New Scientist, 23：790-791, 1978.

9) Crosby AW：America's forgotten pandemic the influenza of 1918, 2nd ed., Cambridge University Press, 2003. 西村秀一 訳．史上最悪のインフルエンザ 忘れられたパンデミック 新装版．みすず書房，2009.

10) Davies P：Catching cold：1918's forgotten tragedy and the scientific hunt for the virus that caused it. Micael Joseph, 1999. 高橋健次 訳．四千万人を殺したインフルエンザ スペイン風邪の正体を追って．文藝春秋，1999.

11) Taubenberger JK, Morens DM：1918 Influenza：the mother of all pandemics. Emerg Infect Dis, 12(1)：15-22, 2006.

12) Morens DM, Fauci AS：The 1918 influenza pandemic：insights for the 21st century. J Infect Dis, 195(7)：1018-1028, 2007.

13) 速水 融：日本を襲ったスペイン・インフルエンザ 人類とウイルスの第一次世界大戦 藤原書店，2006.

14) 内務省衛生局 編：流行性感冒「スペイン風邪」大流行の記録．東洋文庫，平凡社，2008.

15) 加地正郎：スペインかぜ大流行—歴史に学ぶ 連載第1回．インフルエンザ，4(1)：59-66, 2003. 〜連載第9回．インフルエンザ，6(1)：79-85, 2005.

16) Kawana A, Naka G, Fujikura Y, et al.：Spanish influenza in Japanese armed forces, 1918-1920. Emerg Infect Dis, 13(4)：590-593, 2007.

17) Kudo K, Manabe T, Izumi S, et al.：Markers of diseases severity in patients with Spanish influenza in the Japanese armed forces, 1919-1920. Emerg Infect Dis, 23：662-664, 2017.

18) Belshe RB：The origins of pandemic influenza- lessons from the 1918 virus. N Engl J Med, 353(21)：2209-2211, 2005.

19) Taubenberger JK, Reid AH, Krafft AE, et al.：Initial genetic characterization of the 1918 "Spanish" influenza virus. Science, 275(5307)：1793-1796, 1997.

20) Reid AH, Fanning TG, Hultin JV, et al.：Origin and evolution of the 1918 "Spanish" influenza virus hemagglutinin gene. Proc Natl Acad Sci U S A, 96(4)：1651-1656, 1999.

21) Neumann G, Kawaoka Y：Reverse genetics systems for the generation of segmented negative-sense RNA viruses entirely from cloned cDNA. Curr Top Microbiol Immunol, 283：43-60, 2004.

22) Taubenberger JK, Reid AH, Lourens RM, et al.：Characterization of the 1918 influenza virus polymerase genes. Nature, 437(7060)：889-893, 2005.

23) Watanabe T, Kawaoka Y：Pathogenesis of the 1918 pandemic influenza virus. PLoS Pathog, 7(1)：e1001218, 2011.

24) 尾身 茂：新型インフルエンザ：公衆衛生学的観点から．日本公衆誌，56(7)：439-445, 2009.

25) Hatchett RJ, Mecher CE, Lipsitch M：Public health interventions and epidemic intensity during the 1918 influenza pandemic. Proc Natl Acad Sci U S A, 104(18)：7582-7587, 2007.

2. アジアインフルエンザ

川崎市健康安全研究所　所長
元　国立感染症研究所感染症情報センター　センター長　**岡部　信彦**

A. はじめに

　1918年のスペインインフルエンザによるパンデミックと1957年のアジアインフルエンザによるパンデミックの間の1947年，イタリアで新たなインフルエンザウイルスが見つかっています．このウイルスは1948〜1949年にかけてヨーロッパ，カナダ，米国等で大流行し，イタリアインフルエンザと命名されましたが，スペインインフルエンザウイルスと同じH1N1であること，第二次大戦終了後であったため十分な情報が得られていなかったであろうこと等から，世界中での大流行（パンデミック）とは認識されていません．そしてこのウイルスは1957年にアジアインフルエンザと入れ替わり，自然界から消え去っています．1977年に登場したソ連インフルエンザウイルスは，イタリアインフルエンザと同一のウイルスであることが後に判明していますが，自然界からいったん姿を消したA（H1N1）インフルエンザウイルスが，なぜ再び現れて流行のもととなったかについては不明です．いろいろな説（実験室に凍結保存されていたウイルスが洩れ出した，鳥の体内で潜んでいたウイルスが人間社会に戻ってきた，等）がありますが，依然謎に包まれています．

　しかし，パンデミックとしてよく知られている「スペインインフルエンザ」「アジアインフルエンザ」「2009年パンデミックインフルエンザ」に，イタリアインフルエンザ，ソ連インフルエンザを加えると，

1918年　スペインインフルエンザ
1947年　イタリアインフルエンザ
1957年　アジアインフルエンザ
1968年　香港インフルエンザ
1977年　ソ連インフルエンザ
2009年　2009年パンデミックインフルエンザ

と，29年，10年，11年，9年，32年の間隔で新たなインフルエンザに見舞われていることになります．2009年から10年目を過ぎた今日，インフルエンザ

に対する警戒と備えを忘れるわけにはいかないと思います.

　ここでは，1957年のアジアインフルエンザについて解説します.

B．アジアインフルエンザはどこで発生したか

　最初に認知されたのは，1957年4月香港とされていますが，ほぼ相前後してシンガポール，台湾，マニラから流行の報告がなされています.また，中国大陸ではその年の2月には貴州省，雲南省に端を発したと考えられているインフルエンザの大流行がすでにあり，その余波が香港やシンガポールに及び，そこで新たなインフルエンザウイルスであることが明らかになり，さらにアジア一帯，豪州，米国，ヨーロッパへと伝わり，約半年で地球上の多くの国に患者が発生したと考えられています.**図2-2-1**は，アジアインフルエンザの世界への広がりを表しています.当時の資料には「現代の時代的特徴として，国家と国家との交流が非常に多いこと，及び交通のスピードが非常に速いことでこれ

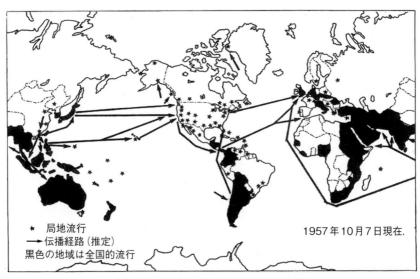

★　局地流行
→　伝播経路（推定）
黒色の地域は全国的流行

1957年10月7日現在.

図2-2-1　アジアかぜの世界的伝播経路
（小島三郎，尾村偉久　監修，福見秀雄ほか編：アジアかぜ流行史　A2インフルエンザ流行の記録　1957〜1958．日本公衆衛生協会，1960．p.16，図3の1より引用）

はインフルエンザの流行の伝播を非常に急速化し，この前のスペインかぜの時とは，ほとんど比較を絶するものである」と記されています[1].

　ちなみに，当時は1953年に第二次世界大戦後，日本初の国際線定期路線が就航（羽田-ウェーク島-ホノルル-サンフランシスコ），1955年5月に羽田空港に新しい旅客ターミナル開館，1958年に米軍より羽田空港が全面返還された頃になりますが，一方で客船「氷川丸」等が，2週に1回横浜とシアトルを就航し，重宝がられた時代です．また，1957年の日本人出国者数は7.3万人，訪日外国人数が8万人でしたが，現在は日本人出国者数1,800万人，訪日外国人数3,000万人超となっており，人の動きが桁違いになっていることがわかります．

C.　国内での発生

　アジアインフルエンザ発生の頃，国立予防衛生研究所（現・国立感染症研究所）や各地にある地方衛生研究所の一部，大学等研究機関の一部では，インフルエンザウイルスの分離培養や血清診断は可能になっており，ワクチンも製造がされるようになってはいましたが，医療機関で簡単にインフルエンザウイルスの検査ができるものではありませんでした．また，インフルエンザは，伝染病予防法による届出伝染病となってはいましたが，一般の医療機関でインフルエンザと確定診断することは不可能で，患者発生の実数を精度高く把握することはできず，学校等での流行状況調査と合わせてその概要を把握する，ということが行われてきました．

　1957年は通常のインフルエンザ（今で言う季節性インフルエンザ）の流行が終わった頃に，新聞報道で5月に香港で今までにないインフルエンザA型が見つかったということが初めて国内に伝わりました．「新型インフルエンザ」への備えなど全くない状態でのニュースであり，関係者の間では「スペインインフルエンザ」が思い起こされ，相当な緊張が走ったと言われています．5月20日に東京都足立区内の小学校で季節外れのインフルエンザの集団発生があり，ここでの検査からA型インフルエンザウイルスが見つかりました．このウイルスはそれまで流行していたA型インフルエンザとは全く異なっており，香港で流行したウイルスと同一のものではないかと考えられました．ただし，足立区内の流行の前にもほかの地域の小学校での流行の記録があり，最初のア

ジアインフルエンザの流行は 5 月 10 日の世田谷区内の小学校であったとされています．しかし，そのきっかけとなったアジアインフルエンザウイルスがどこからどのようにして入ってきたかは不明です．なお，足立区内で見つけられたウイルスはその後，シンガポールで流行したインフルエンザウイルスと同一であることがウイルス学的にも確認され，A/東京/57 インフルエンザウイルスと命名されました．

D．国内での流行の広がり

　5 月最初に国内で発生した新しい A 型インフルエンザは，早くも 5 月下旬には国内各地で見つかるようになりました．これには国内の交通の発達，人の移動，ことに子ども達の修学旅行シーズンが流行の拡散に拍車をかけたのではないかという考えがあります[1]（**図 2-2-2**）．筆者は当時小学校 5 年生で，東京から伊豆方面へ修学旅行に行った記憶がありますが，修学旅行を取り止めにするかどうか等の話は全くなかったような気がします．

　この流行は夏にはいったん収まりますが，秋になると再度流行が始まり，1958 年の春先にまた収まっています．最初の流行を第 1 波，2 回目の流行は第 2 波，としています（**図 2-2-3**）．夏は，学校が夏休みで流行の中心・増幅の場所とならなかったこと，仕事場でも家庭でも冬と違って窓等が開放されていること（現代とは大違いですが）等が，流行を一時抑えたのではないだろうかとも考えられています[1]．

E．臨床症状，合併症，罹患年齢，罹患率，死亡（超過死亡）

　アジアインフルエンザの臨床症状には特別なものはなく，通常のインフルエンザ（季節性インフルエンザ）と大差はなかったと記録されています．これは国内外とも同様です．合併症についても，アジアインフルエンザとして特別なものはなかったとされています．

　通常のインフルエンザでも肺炎の合併，ことに細菌性肺炎の合併は現代においても問題になりますが，スペインインフルエンザでは細菌性肺炎の合併が死亡数の多さ，致死率の高さに大きな影響を与えたとされています．その点アジ

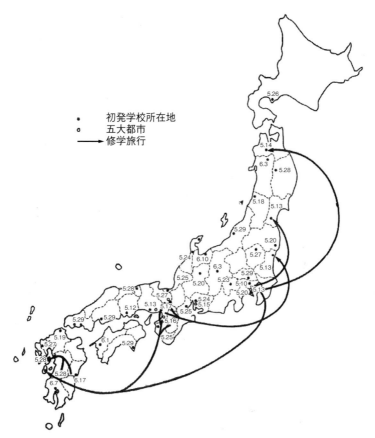

図 2-2-2　都道府県別初発学校の所在地と初発日および修学旅行によるウイルスの導入（推定）

（小島三郎，尾村偉久 監修，福見秀雄ほか編：アジアかぜ流行史 A2 インフルエンザ流行の記録 1957〜1958．日本公衆衛生協会，1960．p. 12，図 2 より引用）

アインフルエンザでは，抗菌薬が広く使えるようになっており，その効果が死亡数の減少に大きな影響を与えたとされています．

　年齢別罹患率は，小中学校年齢が圧倒的に多く，次いで幼児，青壮年層，高齢者は少なくなっています．死亡実数は幼小児と高齢者に多く，通常のインフルエンザとあまり変わらないパターンとなっています（**図 2-2-4**）．なお，当時は高齢者人口は少なく，その点も現代と比較する際に注意すべきところかと思います．

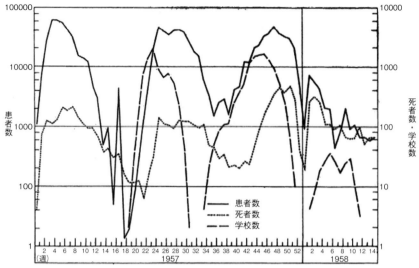

注）第1の山はアジアかぜ流行以前のA1型およびB型の混合流行を示す.
　　この時期の学校流行数はプロットしていない.

図 2-2-3　1957 年の日本におけるアジアかぜ流行時の患者発生数（届出），死者数（届出），および流行学校数（週別）

（小島三郎，尾村偉久 監修，福見秀雄ほか編：アジアかぜ流行史 A2 インフルエンザ流行の記録 1957〜1958. 日本公衆衛生協会，1960. p. 9, 図 1 より引用）

　流行直後に行った血清抗体の保有状況からみた，成人を中心にした罹患率調査では，第 1 波では 26％，第 2 波では 30％が罹患，通算して 56％が罹患したという調査があります[1]. 当時の臨床症状からの届出では，インフルエンザと考えられても届けられていない，インフルエンザ様の症状ではあるが実はほかの疾患であったりすることが多々ありますが，血清抗体の上昇はインフルエンザウイルスの感染者数（全てが発症者数とが限りません）についてはかなり正確に把握されていると思います.

　インフルエンザ流行の重症度を表すものとして「超過死亡」があります. 超過死亡とは，平均的な死亡数をその時（流行時）の死亡数が上回るかどうかを見るもので，肺炎，インフルエンザそのもの，心疾患，そのほか死因の如何を問わず比較するものです. それによると，第 1 波から超過死亡が見られており，1957 年全体では，超過死亡の筆頭は肺炎，次いでインフルエンザ，心疾患と続き，インフルエンザと関係があろうかと思われる超過死亡数の合計は

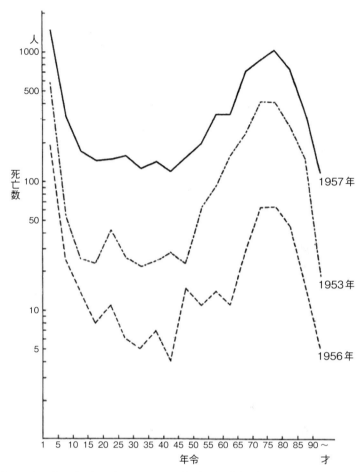

図 2-2-4　1957 年におけるインフルエンザ年令別死亡数（1953 年および 1956 年のそれと比較）

（小島三郎，尾村偉久　監修，福見秀雄ほか編：アジアかぜ流行史　A2 インフルエンザ流行の記録　1957〜1958．日本公衆衛生協会，1960．p. 267，図 9 より引用）

2.4 万人となっています[1].

F. 当時の感染予防対策

第 1 波発生当時の 1957 年 5 月 29 日厚生省から全国の都道府県知事および指

定都市市長に発せられた局長通知には，

1. 疫学調査の実施
2. 検体（うがい水および血清）を国立予防衛生研究所に送付
3. 防疫措置

(1) 患者の隔離，登校停止，休校等の指導
(2) 消毒の指導
(3) 予防接種の勧奨

インフルエンザ対策協議会の決定として，

(1) 取りあえず昭和29年発の「インフルエンザ対策実施要領」により対策を行う
(2) 学校における対策として学校，学級閉鎖を最短4日間行う
(3) 死亡者の原因調査を行う
(4) 成人に対する罹患状況の調査を行う
(5) 幼弱者，老人，妊婦等抵抗力の弱い者に対する注意を徹底すること

等が記載されています．

第2波が予測された同年9月4日には，

1. 流行の早期確認，症状経過の観察等を行うために関係機関との連絡を密にするとともに，各都道府県に地方インフルエンザ予防対策協議会，地方インフルエンザセンターを設置し防疫組織，情報網の強化を図ること
2. 小中学生等流行拡大の媒介者となるものおよび妊産婦，病弱者，老人等に対し予防接種を強化すること
3. 患者の自宅隔離，学校の休校等について指導を初め，消毒等につき万全を期し，流行を最小限にとどめるよう努めること
4. 悪性インフルエンザの徴が認められた時は速やかに患者の移動制限，学校，劇場の閉鎖，医療関係者の動員を考慮すること
5. ラジオ，新聞等の報道機関，医師会，婦人団体，地方組織等の協力を得て一般民衆の予防および治療に関する認識に努めること．また，ポスター，パンフレット等の利用により，流行前より予防教育の徹底を期することを行うとともに，地方衛生研究所の整備に努めること

等が記載されています．

G.　予防接種について

　スペインインフルエンザ流行当時と異なり，アジアインフルエンザ発生時にはすでにインフルエンザワクチンは実用化されており，日本では学童への集団接種が行われていました．しかしアジアインフルエンザは突如として発生した（かのように見えた）新型インフルエンザなので，それまでのワクチンではまず効果のないことは明らかです．それにもかかわらず，一部の地域では国有であったそれまでに使用されていたインフルエンザワクチンが供給される等の混乱もあったようです．一方では，新型インフルエンザとして登場したアジアインフルエンザウイルスにかかった東京都内の患者から得られたウイルス（A/足立/2/57）をまずワクチン製造用株と決定し，それと同様の抗原構造をもつウイルスもワクチン製造用株として使えることとして，国内5ワクチン製造会社が緊急に製造に取りかかり，出来上がったワクチンを国家買い上げとすることを決定しています．しかし，新たなウイルス株による製造については技術的に安定しないこともあり，製造に時間がかかり，検定までこぎつけても検定基準に達しないものも出てくる等，製品化までは時間を要しています．さらに当時，西日本水害のため停電が生じワクチン製造工程が一時ストップする，インフルエンザワクチン製造のためにはウイルスを増殖させる有精鶏卵が大量に必要となりますが養鶏業者も被災をしてしまい，鶏卵が供給されなくなった等，さまざまな予想外の障害も生じ，当初9月から使用できるよう計画されたものが，実際には第2波が始まった9月から2か月遅れた11月に入って初めて検定合格が出たということになり，大きな混乱となりました．製造量も当初は300万人分の製造が要望されましたが，実際は150万人分が製造されたのみでした．11月以降も新たな製造に取り組み，さらに200万人分の製造が翌年3月末までに行われましたが，2月からは流行が下火となり，ワクチン接種の要望は減り，大量の未使用ワクチンが残ってしまうことになりました．

　また，多くの人々のワクチンの要求と限られた製造量，ワクチンの不足あるいは副反応の心配等から実施にあたって現場で行われた接種量の減量，自治体によって無料であったり有料であったり（おそらく価格もばらばらだったでしょう），小中学生や幼児・老弱者分を優先としたものの，防衛庁・法務省・電電公社等からの配分の要求，さらに国会や南極観測隊，航空会社等からもワ

クチン配布の要望があった等の記録もみられ，予防接種計画や配布計画も早急に立案されたものの，おそらくは大混乱であったことが容易に想像されます．

H. まとめ

アジアインフルエンザは，何の備えもないところに季節外れのインフルエンザとして突如出現したために混乱が生じましたが，幸いスペインインフルエンザに比較すれば重症度は低いまま通常のインフルエンザ（季節性インフルエンザ）となりました．とはいえ多くの人が罹患し，超過死亡も国内で2.4万人となる等侮れない流行となり，当時の関係者のご苦労は大変なものだったろうと思います．一方，新たなインフルエンザ発生への備えの必要性，情報の収集と還元のあり方，ワクチンの製造および接種体制等，今につながる課題も多く見出されます．それらをいかに現代の対策に生かしていくかが，私達が行うべき宿題であると思います．

文　献

1）小島三郎，尾村偉久 監修，福見秀雄ほか編：アジアかぜ流行史 A2 インフルエンザ流行の記録 1957～1958．日本公衆衛生協会，1960．
・根路銘国昭：ウイルスが嗤っている 薬より効き眠くならないカゼの話．ベストセラーズ，1994．
・松本慶蔵：疫病としてのインフルエンザの歴史．小児内科，42(9)：1431-1436，2010．

3. 香港インフルエンザ

川崎市健康安全研究所　所長
元　国立感染症研究所感染症情報センター　センター長　**岡部　信彦**

A.　はじめに

　香港インフルエンザは 1968 年 7 月に香港に端を発し，秋にかけてアジア・欧米へと広がっていますが，爆発的流行と言うほどではありませんでした．1969 年冬に再び広がりを見せ，この時は高い罹患率と大きな超過死亡（インフルエンザ流行に関連して生じたであろう死亡）を示したとされています．国内では 1968 年 7 月末にはインフルエンザの流行が検知され，8 月 9 日に新たなウイルスであることが確認されています．本格的な流行は 1969 年に通常のインフルエンザシーズンに入ってから，となっています．

　今回はこの香港インフルエンザについて述べます．なお，流行の広がり，病原性の強さ等，そのパターンが，それぞれのパンデミックで異なっている中，パンデミックが始まる時期についてはいずれも，2009 年のパンデミックの端緒が 4 月末であったことを含め，北半球における季節性インフルエンザの流行が終わる頃に新たなインフルエンザウイルスが発生して世界に拡大したということは注目しておくべきところと思います．

B.　香港インフルエンザはどこで発生したか

　1968 年 6 月から香港ではインフルエンザが異常に発生し，7 月に猛威を振るっているという情報が広がりました．香港のバスが営業を停止した，行政官庁のほとんどが半数以上欠勤で機能が麻痺をしている，等という情報も入ってきていました．当初，このウイルスはこれまでのインフルエンザ A2（アジア型）の変異したものとみなされましたが，その後に新たなものとして A/香港/2/68 と命名されています．6〜7 月の間に香港の住民の 15％が感染したという大きな流行となりましたが，症状は比較的軽症で致死率も低いものであったとまとめられています．また，確認はされていませんが，その前には中国雲南省でインフルエンザ様疾患の流行があり，このあたりが香港インフルエンザの

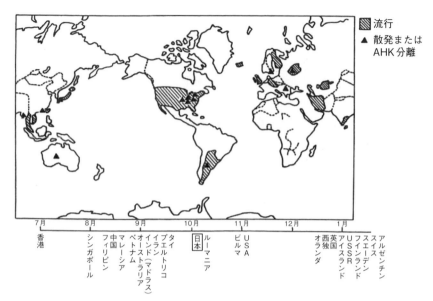

図 2-3-1　世界各地における香港かぜ流行開始時期
（福見秀雄ほか：香港かぜ その流行の記録 1968～1969. 日本公衆衛生協会，1971. p. 44, 図 1 より引用）

起源ではないかと考えられています[1,2]。

　このウイルスは後にも述べるように7月末にはすでに日本に上陸しており，8月にシンガポール・台湾，9月にはマニラ・バンコク・インド，ついでヨーロッパ・ソ連等に広がっています（**図 2-3-1**）。米国は当時ベトナム戦争の折で，ベトナムから帰還した兵士から国内にもたらされたと考えられています。欧米では 1968 年の流行の開始（第1波）は小規模であり致死率も低いけれども，1969～70 年にかけての第2波での流行はかなり激烈で，死者も増加したと言われていますが，スペインインフルエンザおよびアジアインフルエンザよりも被害は低いパンデミック，として終わっています。しかしこの香港インフルエンザは今も季節性インフルエンザとして毎年流行し，連続的な抗原変異を繰り返しながら半世紀にわたり毎年かなりのダメージを人類に与えています。

C. 国内での発生

香港インフルエンザ発生当時は，アジアインフルエンザ発生の頃よりもさらに，国立予防衛生研究所（現・国立感染症研究所）や各地にある地方衛生研究所，大学等研究機関の一部でインフルエンザウイルスの分離培養や血清診断が可能になっており，ワクチンも製造されるようになってはいました（ただし現在のような HA ワクチンではなく，副反応としての発熱率等の高い全粒子型ワクチンです）が，1968 年当時は依然として医療機関で簡単にインフルエンザウイルスの検査ができるものではありませんでした．またインフルエンザは，伝染病予防法による届出伝染病となってはいましたが，一線の医療機関でインフルエンザと確定診断することは依然として不可能で，患者発生の実数を精度高く把握することはできず，学校等での流行状況調査とあわせてその概要を把握する，ということがアジアインフルエンザの時と同様に続けられてきました．

わが国に香港インフルエンザウイルスがもたらされたのは，香港を経由して 1968 年 7 月 25 日名古屋港に入港した船舶の乗組員多数がインフルエンザ様症状をあらわしていたことが発端になったとされています．患者から得られた検体については，名古屋市衛生研究所と国立予防衛生研究所でウイルス分離が試みられ，得られたインフルエンザウイルスは A/愛知/2/68 と命名され，国際的にも香港インフルエンザの代表的ウイルスとして知れ渡っています．なおこのウイルスは，同年 7 月急遽香港に調査に行った福見秀雄博士（当時国立予防衛生研究所長・日本インフルエンザセンター）が香港で分与を受けて持ち帰ったウイルスと同一のものであることも証明されています．

その後も船舶や航空機で国内に入国した人に関連したインフルエンザが確認されていますが（**表 2-3-1**），大規模に広がることはなく，流行として初めて確認されたのは 10 月に入ってからの東京都墨田区の中学校，東京都町田市の小学校等でのインフルエンザの流行でした．いずれも香港型インフルエンザウイルスによるものであることが確認されています．もちろん最初の名古屋に入港した船舶の乗組員からウイルス学的に確定された例以前に，航空機等で来日あるいは帰国した人達によってウイルスがもたらされた可能性は十分考えられますが，確認はされていません．また東京都墨田区や町田市での流行の後も東

表 2-3-1　香港かぜ流行中に流行地からわが国にウイルス輸入された例

	ウイルス輸入の場所	ウイルス輸入の時期	到来の経路	流行地(そこから患者がきた)	ウイルス検査の場所
到来患者	名古屋	1968 年 8 月 1 日	海港（テビリア丸）	香港	名古屋市立衛生研究所
	神　戸	1968 年 8 月 6 日	海港（the CAMBODGE）	〃	兵庫県衛生研究所
	〃	〃	海港（the ORSOVA）	〃	〃
	〃	〃	海港（the ACHILLES）	〃	〃
	横　浜	1968 年 8 月 18 日	海港（the PEMBROCKSHIRE）	〃	神奈川県衛生研究所
	四日市	1968 年 8 月 19 日	海港（the NAROSIA）	シンガポール	三重県衛生研究所
	広　島	1968 年 8 月 21 日	海港（玉山丸）	台湾（基隆）	広島県衛生研究所
	横　浜	1968 年 8 月 30 日	海港（the JAPANA）	ロンビン―台湾	神奈川県衛生研究所
	東　京	1968 年 8 月 31 日	空港	香港	東京都衛生研究所
	〃	〃	〃	ボルネオ―フィリッピン―香港―台湾	〃
	京　都	1968 年 9 月 2 日	海港（紅昭丸）	マニラ	京都府衛生研究所
	広　島	1968 年 9 月 8 日	海港（せいよう丸）	香港	広島県衛生研究所
	長　崎	1968 年 9 月 14 日	海港（第 18 野村丸）	台湾（基隆）	長崎県衛生研究所
	宇都宮	1968 年 9 月 19 日	空港	バンコック―マニラ	栃木県衛生研究所
到来患者との接触者	大　阪	1968 年 9 月 5 日	空港	タイペイ	大阪市立衛生研究所
	東　京	1968 年 10 月 3 日	〃	香港	東京都衛生研究所
	〃	〃	〃	東南アジア	〃

（福見秀雄ほか：香港かぜ その流行の記録 1968～1969. 日本公衆衛生協会，1971. p. 16, 表 1 より引用）

京都，横浜市，川崎市，愛知県，大阪市，山口県等で流行が発生しています
が，いずれも大規模な拡大はなく，本格的な流行は季節性インフルエンザシー
ズンに入った後の 1969 年になってからでした．

D. 国内での流行の広がり

いったん，各地でばらけたかのように広がった香港インフルエンザですが，
「流行としてはかなり散漫たるものでその拡大もその進行もあまり著しくはな
かった」と表現されています[2]．また福見博士は「10 月以降の香港かぜの流行
発生はいうところの from within である．輸入されたウイルスは人から人へ
細々と感染の伝播をつづけていく．その感染伝搬鎖は甚だ細い．人前に顕現し

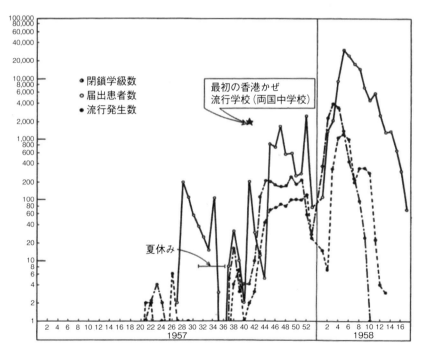

**図 2-3-2　届出患者数および学級閉鎖の状況からみた 1968-1969 年のわが国における
　　　　香港かぜの流行状況**

（福見秀雄ほか：香港かぜ その流行の記録 1968～1969．日本公衆衛生協会，1971．p.109,
図 1 より引用）

ない程度のものである．しかしそのことによって患者はあちらこちらに発生
し，さらに感染を拡大していく．くすぶり流行（smoldering epidemics）であ
る．8 月，9 月はこのくすぶり流行の期間で，10 月に入って流行はやや顕性化
の傾向をとったというのである」とも述べています[2]．現在は，サーベイラン
ス機能およびウイルス学的手法の進展により，かつてに比べればかなり早い段
階でのウイルス（微生物）の検知が可能になっています．このくすぶり段階で
の病原体のキャッチがその後の流行の抑制にかなり結びついていくのではない
かと思います．さらなるサーベイランス・病原体察知能力の強化により，より
早い段階でのインフルエンザパンデミックあるいはそのほかの感染症アウトブ
レイクの対応に結びつくことが期待されるところです．

　香港インフルエンザの本格的な流行は季節性インフルエンザシーズンに入っ
た 1969 年になってからで，図 2-3-2 に見るように届出患者数，閉鎖学級数，
流行発生数の増加が見られています．ただこのシーズンの国内のインフルエン
ザは，全シーズンに引き続き B 型インフルエンザウイルスの流行もかなり混

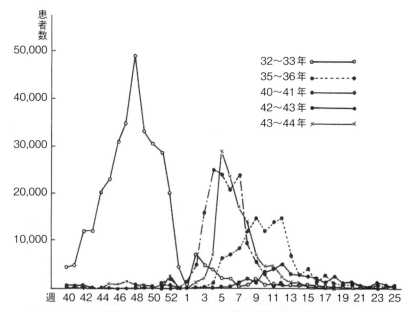

図 2-3-3　年次別週別インフルエンザ発生数（伝染病簡速統計週報による）
（福見秀雄ほか：香港かぜ その流行の記録 1968〜1969. 日本公衆衛生協会, 1971. p. 46,
図 5 より引用）

在していることが確認されており，インフルエンザ全体の流行にB型の存在がどの程度の影響を与えたかは不明です．その理由はすでに述べたように，当時第一線の医療機関で簡便にインフルエンザウイルスの検査を行うことは不可能であり，患者発生の実数を精度高く把握することはできず，学校等での流行状況調査，一部の集団等からのウイルス検査とあわせてその概要を把握する，という状況であったためであると言えます．

図2-3-3に，アジアインフルエンザ，その後，香港インフルエンザの患者届出状況が示されていますが，香港インフルエンザが通常の流行に比べてあまり変化のないことが見て取れます．

E. 臨床症状，合併症，罹患状況，年齢，死亡等

香港インフルエンザの臨床症状には特別なものはなく，従来のインフルエンザ（季節性インフルエンザ）と大差はなかったと記録されています．これは国内外とも同様です．合併症についても，アジアインフルエンザとして特別なものはなかったとされています．前項でも述べたように，細菌性肺炎の合併は現代においても問題になりますが，1968年の頃はアジアインフルエンザの頃よりもさらに抗菌薬が広く使えるようになっており，その効果がさらなる死亡数の減少に大きな影響を与えたと考えられます．また流行の把握は小中学校等では行われていますが，成人層では一部の自衛隊部隊や企業の集団，高齢者施設等で調査が行われているものの系統的なサーベイランスは行われておらず，特定の年齢層で合併症や死亡数が多くなったとする事例は示されていません．1968年秋（41週）〜1969年春（16週）での患者数は127,086人，死亡者985人との記録があります[2]．

ちなみに，筆者は香港インフルエンザが発生した1968年7月当時，医学部4年生でしたが，大学の授業でインフルエンザのパンデミックについて触れられていた記憶は全くなく（聴いていなかったのかもしれません…），1969年のインフルエンザシーズンは開業小児科医であった父が夕方6時までだった診療を毎夜8時9時まで続けていた記憶はありますが，取りたてて慌てたり不安になっていたような様子はありませんでした．

F.　当時の感染予防対策

　1968（昭和 43）年 9 月 10 日，厚生省公衆衛生局長通知「今秋季におけるいわゆる香港かぜの防疫体制について」が，都道府県知事・指定都市市長宛に発せられ，同時にインフルエンザ対策実施要領も発せられています.
　項目としては
1.　患者の届出及び情報網の強化
2.　流行監視の強化
3.　予防接種の実施
4.　各種防疫措置の強化
5.　予防教育の徹底

とあり，基本的にはアジアインフルエンザ発生時とあまり変わらないものですが，防疫措置の強化の筆頭としてインフルエンザワクチン接種が記されており，より現実的な取り組みとなっています. また工場，寄宿舎，寮等における患者隔離，学級閉鎖や休校措置，消毒の指導，衛生教育としてうがいの励行，マスク着用（本人の感染予防というよりほかへの感染防止），自宅での安静・隔離等についても触れられています.

G.　予防接種について

　アジアインフルエンザ発生時にはインフルエンザワクチンは実用化されていましたが，ワクチン製造株決定後，実際の製造，検定，製品化まで時間を要し，秋口からの第 2 波の流行に間に合わなかったこと，さらに一方ではワクチンが出回り始めた翌年の 2 月からは流行が下火となり，ワクチン接種の要望は低下し大量の未使用ワクチンが残ってしまったこと等がありました[3].
　香港インフルエンザでは，発生直後から現地香港に赴きウイルスが入手されたこと，発生早期から国内で患者発生を検知しウイルスが分離同定できたこと，その結果従来のワクチンでは効果が期待できないことは明らかとなり，国内分離ウイルス株（A/愛知/2/68）を用いて 8 月からワクチン製造に取り掛かることができています. さらに，秋口には大きな流行が見られず，インフルエンザワクチンの製造そして接種が主流行期である翌年に間に合ったということ

もあり，接種にあたり大きな混乱はなかったと総括されています[1]．限られた集団での接種効果等では，ワクチン接種者での罹患率は低く抑えられており，初感染に対する防止効果は示されていますが，一方実際の流行が小規模に留まっていること，B 型の混在した流行であったこと等から，臨床現場における広範なワクチン効果については検証は行われてはいないようです．

わが国のインフルエンザワクチンはアジアインフルエンザをきっかけに確立したと言われ[1]，その後も A 型インフルエンザウイルスの毎年のように生じる抗原変異に応じた製造が続けられてきたことは，新型として登場した香港インフルエンザに対するワクチンの製造という点でアジアインフルエンザの時から大きく進化したところであると思います．香港インフルエンザの流行のタイミングという点も幸いし製造は流行に間に合ったことになりますが，その効果に関する評価は流行が小規模に終わっただけに明確にはなっていないところです．またその後インフルエンザワクチンは，それまでの不活化全粒子型ワクチンからエーテルで処理をして感染防御の中心的な抗原のみを取り出した形の HA 型ワクチンにすることによって，副反応として高かった発熱率を低下させるということが行われました．国内での HA ワクチンは 1972 年から実用化され，現在に至っています．

H. まとめ

　アジアインフルエンザでは，突如何の備えもないところに季節外れのインフルエンザとして出現したために混乱が生じましたが，香港インフルエンザでは，流行直後に専門家である福見博士が現地調査に赴き，流行状況のある程度の把握と病原ウイルスの分与を受けたことでその後の対応に大きく役立ったということが，アジアインフルエンザとの大きな違いであったと言えます．また幸か不幸か非常に早い段階で国内において香港インフルエンザの発生があり，ウイルスが分離同定されたことによって新たなインフルエンザウイルスとしての解明が進み，ワクチン製造にも早い段階で取り掛かれたこともアジアインフルエンザとの大きな違いであったと言えます．結果として，香港インフルエンザは，流行規模・重症度も危惧されたほどではなく季節性インフルエンザ並みと評価されるに留まりましたが，新たなインフルエンザに対する備え，季節性インフルエンザに備える重要性は課題として残されました．

　また，この香港インフルエンザウイルスの研究により，人類にとって脅威となり得る新型のインフルエンザウイルスの登場は，鳥インフルエンザを起源としてブタが介在してヒトに影響を及ぼすという鳥→ブタ→ヒト説への発展へとつながりました[4]．

　1968年に登場した香港インフルエンザウイルスは，その時の人類へのダメージはマイルドなものでしたが，1977年のA（H1N1）ソ連型ウイルスの出現，2009年のパンデミックの病原であるA（H1N1）pdm09型ウイルスの登場にもかかわらずそれらと置き換わることなく，発生から半世紀を経た現在でも毎シーズンかなりの患者発生と重症者・死亡者の発生の原因となり，大きなダメージを人類に与えつづけています．

文　献

1）Chang WK：National influenza experience in Hong Kong, 1968. Bull World Health Organ, 41（3）：349-351, 1969.
2）福見秀雄ほか：香港かぜ　その流行の記録　1968〜1969．日本公衆衛生協会，1971.
3）小島三郎，尾村偉久　監修，福見秀雄ほか編：アジアかぜ流行史　A2インフルエンザ流行の記録　1957〜1958．日本公衆衛生協会，1960.
4）根路銘国昭：ウイルスが嗤っている　薬より効き眠くならないカゼの話．ベストセラーズ，1994.

第 3 章

鳥インフルエンザのリスク

　ヒトの健康を守るためには，動物や環境にも目を配って取り組む必要があるという One Health の概念が広く浸透しています．鳥のインフルエンザでは，鳥に対してワクチン接種がされ，流行のコントロールがされるようになりました．

　2005 年頃からアジア各地で鳥インフルエンザ A（H5N1）にヒトが感染し，重症化，死亡したニュースが大きく世界中で取りあげられました．その後，基礎的な研究に注目が集まり，その研究の推進には日本の研究者が大きく貢献しました．

　本章では，鳥インフルエンザ A（H5N1）と，その後，中華人民共和国で確認され，関係者を不安にさせた鳥インフルエンザ A（H7N9）について，第一線の基礎研究者の先生方にわかりやすく解説をいただきます．

1. 鳥インフルエンザA（H5N1）ウイルス

東京大学医科学研究所　感染・免疫部門
ウイルス感染分野　　　　　　　　　渡邉　登喜子　河岡　義裕

A. はじめに

　毎年冬に流行するインフルエンザは，高齢者や乳幼児で重症化しやすく，社会的に大きな問題となっています．また，ブタ由来のインフルエンザウイルス（A/H1N1pdm）が2009年に出現したように，インフルエンザウイルスは数十年に1度，世界的大流行（パンデミック）を引き起こし，世界中で甚大な被害をもたらします．さらに，A/H5N1亜型やA/H7N9亜型といった鳥インフルエンザウイルス（以下，「鳥ウイルス」）がヒトに感染して重篤な症状を起こす例が多く報告されており，鳥ウイルスによるパンデミックの危険性も懸念されています．ここでは，鳥インフルエンザA（H5N1）について概説します．

B. A型インフルエンザウイルスとは

　インフルエンザウイルスにはA, B, C, Dの4つの型があり，このうちA型とB型がヒトの世界において，流行的な広がりを見せます．上述のパンデミックを起こすウイルスやH5N1亜型・H7N9亜型等の鳥ウイルスは，A型インフルエンザウイルスに分類されています．A型インフルエンザウイルスは，非常に広い宿主域（感染可能な動物種の範囲）をもっており，ヒトやニワトリ等の家禽（ニワトリ，アヒル，ウズラ等鳥類の家畜）だけでなく，ウマ，ブタ，イヌ，アザラシ，クジラ等にも感染する人獣共通感染症です（**図3-1-1**）[1]．

　A型インフルエンザウイルスの表面にはヘマグルチニン（haemagglutinin：HA）とノイラミニダーゼ（neuraminidase：NA）という2種類の糖蛋白質が存在しており，現時点では，抗原性の違いから，18種類のHAと11種類のNAの亜型に分類されています（**図3-1-2**）[1~3]．インフルエンザウイルスの自然宿主（自然界で寄生体と共生している宿主のことで，通常寄生体は自然宿主に対して無害）であるカモ等の水鳥からは，ほとんど全てのHAとNA亜型のウイルスが分離されています[1]．ヒト等の哺乳類では，インフルエンザウイ

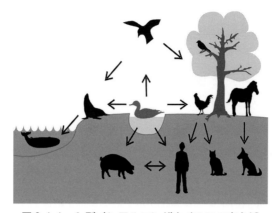

図 3-1-1　A 型インフルエンザウイルスの宿主域

A 型インフルエンザウイルスは自然界に広く分布しており，さまざまな種類の動物から分離される．

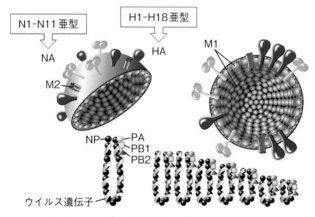

図 3-1-2　A 型インフルエンザウイルスの模式図

A 型インフルエンザウイルスの表面には HA と NA という表面糖蛋白質がある．抗原性の違いから，18 種類の HA と 11 種類の NA の亜型に分類されている．ウイルス粒子内では，8本のウイルス遺伝子がポリメラーゼ蛋白質（PB2，PB1 および PA）と NP と結合して，複合体を形成している．

ルスは主に呼吸器官で増えます．それに対して水鳥は，インフルエンザウイルスに経口感染し，腸管内で増殖したウイルスを糞便とともに排泄します．水鳥が排泄したインフルエンザウイルスは，水を介してほかの個体へと伝播します．このように自然宿主である渡り鳥は，さまざまな亜型のインフルエンザウ

イルスを保有しており，世界中にウイルスを運びます．そのため，カモ等の渡り鳥は"インフルエンザウイルスの運び屋"と称されることがあります．

C. パンデミックインフルエンザウイルスの出現メカニズム

1) ヒトにおけるパンデミックウイルスの出現と流行の変遷

　パンデミックの原因となるのは A 型インフルエンザウイルスです．20〜21世紀に，人類は 4 回のインフルエンザパンデミックを経験しました．その中でも 1918 年に起こったスペインインフルエンザウイルスによるパンデミックの被害が最も甚だしく，世界人口の約 30％が感染し，死亡者数が推定 4,000 万人以上という，疫学史上最悪の事態となりました．**図 3-1-3** に示すように，1918 年にスペインインフルエンザを引き起こした A/H1N1 ウイルスは，1957年にアジアインフルエンザを引き起こした A/H2N2 ウイルスに取って代わられるまで，季節性インフルエンザウイルスとして 39 年間ヒトの間で流行を繰り返しました．アジアインフルエンザの発生から 11 年後の 1968 年には，A/H3N2 ウイルスに起因する香港インフルエンザが流行し，A/H2N2 ウイルスは姿を消しました．この A/H3N2 ウイルスは，現在まで季節性インフルエンザウイルスとして毎冬の流行を繰り返しています．1977 年にはスペインインフルエンザ由来の A/H1N1 ウイルスが再び登場し，ソ連インフルエンザの流行を引き起こしました．ソ連インフルエンザウイルスは，その後，季節性インフルエンザウイルスとして存続しましたが，ブタ由来インフルエンザウイルス（A/H1N1pdm）の出現によって姿を消しました．パンデミックの後，A/H1N1pdm は季節性インフルエンザウイルスとして存続しています．

2) A 型インフルエンザウイルスの変異

　A 型インフルエンザウイルスでは，機序の異なる 2 種類の抗原変異が起こります[1]．1 つは，日常的に起こる変異で，毎年の流行を引き起こしています（これを「連続変異」と言います）．もう 1 つは，それまでヒトの間で流行していたウイルスとは異なる型のウイルスが突然出現する現象です（これを「不連続変異」と言います）．ヒトはそのように突然出現した型のウイルスに対する

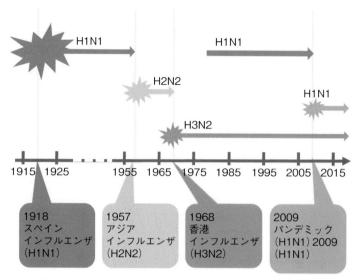

図 3-1-3　ヒトにおけるパンデミックウイルスの出現と変遷

20〜21 世紀に人類は 4 度のインフルエンザパンデミックを経験した．1918 年のスペインインフルエンザでは 2,000 万〜4,000 万人，1957 年のアジアインフルエンザでは 200 万人，1968 年の香港インフルエンザでは 100 万人もの犠牲者が出た．スペインインフルエンザの A/H1N1 ウイルスはアジアインフルエンザ A/H2N2 ウイルスが現れた時に，また A/H2N2 ウイルスは香港インフルエンザ A/H3N2 ウイルスが現れた時に，それぞれ姿を消した．1977 年にはスペインインフルエンザ由来の A/H1N1 ウイルスが再び登場し，ソ連インフルエンザとして流行していたが，2009 年にパンデミックを引き起こしたブタ由来インフルエンザウイルス（A/H1N1pdm）の出現によって姿を消した．現在，A 型では A/H1N1pdm と香港インフルエンザ A/H3N2 の 2 種類が季節性ウイルスとして流行している．

免疫をもっていないため，パンデミックが起こります．このようなウイルスは人類にとっては“未知”のウイルスに等しく，したがって，ひとたびパンデミックが発生すれば，世界中で甚大な被害をもたらします．また HA と NA の亜型は同じでも，それまでに流行したウイルスと抗原性が著しく異なるウイルスが出現した場合にも，パンデミックが起こることがあります．その 1 例が，2009 年に今世紀最初のパンデミックを引き起こしたブタ由来インフルエンザウイルス（A/H1N1pdm）です．

3）パンデミックウイルス出現におけるブタの役割

上述の通り，カモ等の渡り鳥は，さまざまな亜型のインフルエンザウイル

ス，すなわち『パンデミックウイルスの素』の運び屋であると考えられています．しかし，通常，鳥ウイルスが直接ヒトに感染して流行を起こすことはなく，また，ヒトインフルエンザウイルス（以下，「ヒトウイルス」）が鳥に感染することもありません．そこで，鳥ウイルスとヒトウイルスの双方が感染する媒体として，第3の動物，ブタの存在が提唱されています[4〜6]．ブタの呼吸器上皮細胞には，ヒトウイルスに対するレセプターだけでなく，鳥ウイルスに対するレセプターもあるため，双方のウイルスがブタに感染することができます．鳥ウイルスとヒトウイルスという2種類の異なるA型インフルエンザウイルスが，同時にブタに感染すると，それぞれ8本ずつのウイルス遺伝子分節がブタの中で混ざり合い（これを“遺伝子再集合”と言います），その結果，鳥ウイルスとヒトウイルスの遺伝子再集合体（リアソータント）が出来上がります．もし，このリアソータントウイルスが，これまでヒトが経験したことのない亜型のHAやNAを有しており，かつ，ヒト集団で流行を引き起こす能力を持っていれば，ヒト社会でインフルエンザパンデミックを引き起こすこととなります．

　1968年に香港インフルエンザを引き起こしたパンデミックウイルス（A/H3N2）は，遺伝子再集合体であることがわかっていますが[7,8]，遺伝子再集合がブタで起きたかどうかは証明されていません．

D. 鳥インフルエンザウイルスのヒトへの感染

1) 1997年の香港での感染事例と2003年以降の状況

　ところが，1997年香港において，当時，生きた鳥を売買している市場で流行していた高病原性の鳥インフルエンザA（H5N1）ウイルス（以下，「H5N1鳥ウイルス」）が，直接ヒトに伝播し，18人が感染，そのうち6人が死亡しました[9]．今までヒトが経験したことがない亜型のH5N1鳥ウイルスが，鳥からヒトへ直接伝播したという事実は，世界に衝撃を与えました．幸い，このウイルスがヒトからヒトへと伝播することはなかったため，パンデミックに至ることはなく，香港政府が生鳥市場の全ての鳥を殺処分したため，それ以上の被害をくいとめることができました．この時市場のニワトリとヒトから分離されたH5N1鳥ウイルスは，広範囲な疫学調査から，もともとは渡り鳥のウイルスに

由来することが判明しています.

また 1999 年には，香港および中国本土において，鳥インフルエンザ A（H9N2）ウイルス（以下，「H9N2 鳥ウイルス」）がヒトから分離されました[10]．この H9N2 鳥ウイルスは，H5N1 鳥ウイルスよりも病原性が低く，ヒトでの流行も起こしませんでしたが，分離したウイルスの遺伝子解析の結果，ウイルスの内部蛋白質をコードする遺伝子分節が，1997 年の H5N1 鳥ウイルスのものと近縁であることがわかりました[11]．H9N2 鳥ウイルスは，1997 年当時すでに，H5N1 鳥ウイルスとともに，香港の家禽から分離されており，これらのウイルス間で，遺伝子再集合が起こったものと推察されています．さらに 2001 年にも，同じく香港市場の鳥から，ほかの亜型のウイルスとのリアソータントである高病原性 H5N1 鳥ウイルスが分離されました[12]．この時も，事態を重く見た香港政府が，いちはやく，市場の鳥を全て殺処分したため，1997

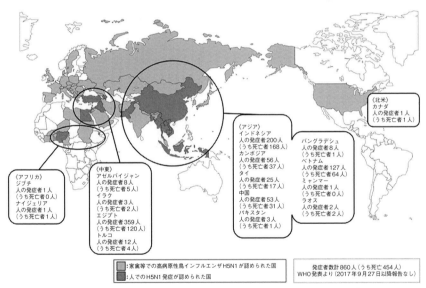

図 3-1-4　鳥インフルエンザ A（H5N1）発生国およびヒトでの確定症例
2003 年 11 月から 2017 年 9 月 27 日までの，H5N1 鳥インフルエンザの発生国およびヒトでの H5N1 鳥ウイルス感染例について，世界保健機関（WHO）および国際獣疫事務局 World Organization for Animal Health から公表されたデータに基づく．（厚生労働省のウェブサイトに掲載されていた図（2019 年 4 月 11 日厚生労働省健康局結核感染症課作成）を転載：https://www.mhlw.go.jp/content/10900000/000500900.pdf）.

年のようなヒトへの感染は見られませんでしたが，このH5N1鳥ウイルスが
ヒトに感染する可能性は確かに存在していました．

　いったん終息したかのように見えた高病原性H5N1鳥ウイルス感染騒動が
再燃したのは，東アジア諸国で，H5N1鳥ウイルスの流行が起こりはじめた
2003年末のことです．このH5N1鳥ウイルスの流行は，家禽だけでなく渡り
鳥のような野鳥にまで波及したため，アジア諸国だけに留まらず，ヨーロッパ
やアフリカまで拡大していき，それに伴い，ヒトにおける感染例の報告も増え
ていきました．世界保健機関（World Health Organization：WHO）の報告に
よると，現在までに，世界十数か国でH5N1鳥ウイルスのヒトにおける感染
が確認されており，感染者数は860人で，そのうち，454人が亡くなっていま
す（2019年4月9日現在）（**図3-1-4**)[13]．

2）鳥インフルエンザA（H5N1）ウイルスの疫学と臨床症状

　H5N1鳥ウイルスのヒトへの感染は，市場で生きたままの家禽が売られてい
るような，ヒトと家禽の距離が非常に近い地域で多く起こっています．感染者
の多くが，鳥インフルエンザに罹患した鳥との接触歴があることから，感染し
た鳥からヒトに直接伝播したと考えられています．現在までのところ，ヒト-
ヒト間でH5N1鳥ウイルスが効率よく伝播する例は報告されていません．

　H5N1鳥ウイルスに感染すると，普通の季節性インフルエンザと同様に，
38℃以上の発熱および呼吸器症状に加えて，頭痛，筋肉痛等の症状を示しま
す．また腹痛，胸痛，下痢等の症状を示すこともあります．喉の痛みや鼻症状
等，上気道における症状はあまり認められません．重症例では，経過の早い進
行性の肺炎を併発して，急性呼吸促迫症候群（acute respiratory distress syn-
drome：ARDS）や，腎機能障害，肝機能障害，心不全等の多臓器不全等を引
き起こして，死亡する場合が多いことが報告されています．治療としては，ノ
イラミニダーゼ阻害薬（オセルタミビル，ザナミビル）等の抗ウイルス薬投与
が行われており，一定の効果をあげています．しかしながらオセルタミビルに
対する耐性株の出現が報告されているため，投与後のモニタリングが重要で
す．

E. 鳥インフルエンザ A（H5N1）パンデミックの可能性

1）鳥インフルエンザ A（H5N1）ウイルスとレセプター特異性

鳥インフルエンザウイルスが，ほかの動物へと伝播することはまれです．なぜなら，そこにはウイルスの"レセプター特異性"という宿主特異性を決めるバリアーがあるからです．インフルエンザウイルスの感染は，ウイルスの HA が宿主細胞表面に存在するレセプターに結合することからはじまります．ヒトと鳥のウイルスは異なるレセプターを認識します（便宜上，以下「ヒト型レセプター」および「鳥型レセプター」）．すなわち，鳥ウイルスが増殖する水鳥の腸管上皮細胞の細胞表面には鳥型レセプターが，ヒトウイルスが効率よく増殖するヒトの上気道（鼻腔や喉）の上皮細胞表面にはヒト型レセプターが多く存在しますが，それぞれもう一方のレセプターはほとんど存在しません．そのため，鳥ウイルスは容易にはヒトの上気道で増えることができません．

それでは H5N1 鳥ウイルスはどうやってヒトに感染したのでしょうか？ その謎を解く鍵は，ヒト体内におけるレセプター分布にありました．H5N1 鳥ウイルスに感染した患者では，季節性インフルエンザの場合と違い，ウイルス性肺炎を頻発することや，上気道よりも気道の深部からの方がウイルスの分離率が高いことが臨床的に知られていました．そこで，細気管支や肺といったより深部の呼吸器を含めて，ヒトの呼吸器におけるレセプター分布状況を詳細に調べたところ，ヒトの呼吸器深部では，ヒト型レセプターだけでなく，鳥型レセプターも分布していることがわかりました[14,15]．このヒト呼吸器におけるレセプター分布の様子は，H5N1 鳥ウイルス感染による病態，すなわち重度の下気道疾患をよく説明しています．鳥との濃厚接触等，何らかの原因により，一度に多量のウイルスが鳥型レセプターを発現している呼吸器深部（肺）まで入り込むと，H5N1 鳥ウイルスの感染が成立し，肺炎を起こすと考えられます．

2）鳥インフルエンザ A（H5N1）ウイルスはヒト–ヒト間で伝播できるようになるのか？

インフルエンザウイルス遺伝子には高頻度で変異が入ることから，環境に適した変異ウイルスが出現しやすいと考えられています．そのため，ヒト型レセ

プターを認識する HA をもつ変異 H5N1 鳥ウイルスが出現すれば，変異 H5N1
鳥ウイルスはヒトで効率よく増殖し，さらにヒトからヒトへ伝播するようにな
る可能性が高くなります．それでは，H5N1 鳥ウイルスがどのような変異を獲
得すると，ヒト型レセプターを認識するようになるのでしょうか？

　H5N1 鳥ウイルスがヒト型レセプターを認識するのに重要なアミノ酸変異を
調べるために，私達は，2004～2005 年にかけてヒトから分離された H5N1 鳥
ウイルスのレセプター特異性の解析を行いました．その結果，鳥から分離され
たウイルス 5 株は，鳥型のレセプターのみを認識したのに対し，ヒトから分離
されたウイルスは，数株が鳥型のレセプターだけでなくヒト型のレセプターも
認識することがわかりました．さらに，それらのウイルスの HA の遺伝子解
析の結果，ヒト型レセプター認識に関わるいくつかのアミノ酸変異が明らかに
なりました[16]．実際に，2006 年にアゼルバイジャンやイラクにおいてヒトか
ら分離された H5N1 鳥ウイルスでは，このようなアミノ酸変異が見つかって
います．また，H5N1 鳥ウイルスのヒトでの感染例の報告が多いエジプトにお
いても，ヒト型レセプターを認識するアミノ酸変異をもつ H5N1 鳥ウイルス
が分離されており，そのような変異 H5N1 鳥ウイルスがヒトの上気道の細胞
で増殖しやすくなっていることも示されています[17]．

　また私達は，H5N1 鳥ウイルスにおいて，ヒト-ヒト間の伝播を担う要因を
明らかにするために，インフルエンザウイルス感染のモデル動物であるフェ
レットを用いた感染実験を行いました．まず，ヒト型レセプターを認識する変
異 H5HA をもつウイルスを作出し，フェレットに感染させました．この変異
ウイルスが，感染フェレットの体内で増殖する際に，HA にさらに変異が入
り，その結果 H5N1 鳥ウイルスがフェレットの呼吸器でよく増えるようにな
りました．さらに，変異 H5N1 鳥ウイルスはフェレット間で伝播することが
確認されました．フェレット間で伝播したウイルスの HA にはさらに変異が
入っており，合計 4 個の変異が起こるとフェレット間のウイルス伝播効率が大
幅に上昇することが明らかとなりました[18]．

　これらの研究成果は，パンデミックウイルスの出現を監視する上で非常に重
要な知見となります．

F．おわりに

　1997 年香港において，高病原性 H5N1 鳥ウイルスの初めてのヒトへの感染例が報告されてから，20 年以上が経過しました．2017 年の感染事例の報告以来，H5N1 鳥ウイルスのヒトへの感染はしばらく途絶えていましたが，2019年 5 月 2 日，WHO はネパールにおける H5N1 鳥ウイルスのヒトへの感染例を報告しています．2003 年以降，H5N1 鳥ウイルスの流行は，家禽だけでなく渡り鳥のような野鳥にも広がったため，世界中へと拡大しました．日本でも，2004 年の山口県，大分県，京都府の家禽における高病原性 H5N1 鳥インフルエンザの発生に始まり，その後，2010 年 10 月〜2011 年 5 月にかけて行われた死亡野鳥等の調査により高病原性 H5N1 鳥ウイルスが 60 件検出されましたが，2011 年 4 月以降，日本では家禽および野鳥のいずれからも高病原性H5N1 鳥ウイルスは検出されていません（2019 年 5 月 31 日時点）．高病原性H5N1 鳥インフルエンザに対するワクチン接種は，日本では行われていませんが，いくつかの国では家禽へのワクチン接種が行われました．しかし，家禽に対する鳥インフルエンザワクチンの接種は，ウイルス感染を完全に防御することができません．そのため家禽の世界で変異ウイルスが出現し，常在化するという問題をはらんでいます．したがって，ヒトでの感染報告がほとんどなく，また家禽での被害がないからといって，H5N1 鳥ウイルスを制御できていると事態を楽観視することはできません．また H5N1 亜型以外にも，H5N6，H7N9，H9N2 亜型の鳥ウイルスのヒトへの感染例も報告されており，日本における鳥インフルエンザウイルスのヒトへの感染報告がないにせよ，鳥インフルエンザウイルスの状況は依然として警戒体制下にあると言えるでしょう．最近の研究から，鳥インフルエンザウイルスのヒト–ヒト間の伝播に関与する可能性のある変異が同定されています．世界規模のサーベイランスによって，このような変異をもつ鳥インフルエンザウイルスや，ヒトインフルエンザウイルスとのリアソータントの出現をモニタリングすることは公衆衛生上非常に重要であり，今後のインフルエンザ・パンデミック対策計画を策定・実施する上で，重要な情報となることでしょう．

文　献

1) Wright PF, Neumann, G, Kawaoka, Y : Orthomyxoviruses. In : Fields BN, Knipe DM, Howley PM, eds., Fields Virology, 5th ed., Lippincott Williams & Wilkins : 1691-1740, 2007.

2) Tong S, Li Y, Rivailler P, et al. : A distinct lineage of influenza A virus from bats. Proc Natl Acad Sci U S A, 109(11) : 4269-4274, 2012.

3) Tong S, Zhu X, Li Y, et al. : New world bats harbor diverse influenza a viruses. PLoS Pathog, 9(10) : e1003657, 2013.

4) Kida H, Shortridge KF, Webster RG : Origin of the hemagglutinin gene of H3N2 influenza viruses from pigs in China. Virology, 162(1) : 160-166, 1988.

5) Kida H, Ito T, Yasuda J, et al. : Potential for transmission of avian influenza viruses to pigs. J Gen Virol, 75(Pt 9) : 2183-2188, 1994.

6) Ito T, Couceiro JN, Kelm S, et al. : Molecular basis for the generation in pigs of influenza A viruses with pandemic potential. J Virol, 72(9) : 7367-7373, 1998.

7) Yasuda J, Shortridge KF, Shimizu Y, et al. : Molecular evidence for a role of domestic ducks in the introduction of avian H3 influenza viruses to pigs in southern China, where the A/Hong Kong/68 (H3N2) strain emerged. J Gen Virol, 72(Pt 8) : 2007-2010, 1991.

8) Kida H, Ito T, Yasuda J, et al. : Potential for transmission of avian influenza viruses to pigs. J Gen Virol, 75(Pt 9) : 2183-2188, 1994.

9) Subbarao K, Klimov A, Katz J, et al. : Characterization of an avian influenza A (H5N1) virus isolated from a child with a fatal respiratory illness. Science, 279 (5349) : 393-396, 1998.

10) Peiris M, Yuen KY, Leung CW, et al. : Human infection with H9N2. Lancet, 354 (9182) : 916-917, 1999.

11) Guan Y, Shortridge KF, Krauss S, et al. : Molecular characterization of H9N2 influenza viruses : were they the donors of the "internal" genes of H5N1 viruses in Hong Kong? Proc Natl Acad Sci U S A, 96(16) : 9363-9367, 1999.

12) Guan Y, Peiris JS, Lipatov AS, et al. : Emergence of multiple genotypes of H5N1 avian influenza viruses in Hong Kong SAR. Proc Natl Acad Sci U S A, 99(13) : 8950-8955, 2002.

13) World Health Organization : Cumulative number of confirmed human cases of avian influenza A(H5N1) reported to WHO. https://www.who.int/influenza/human_animal_interface/2019_04_09_tableH5N1.pdf

14) Shinya K, Ebina M, Yamada S, et al. : Avian flu : influenza virus receptors in the human airway. Nature, 440(7083) : 435-436, 2006.

15) van Riel D, Munster VJ, de Wit E, et al. : H5N1 Virus Attachment to Lower Respiratory Tract. Science, 312(5772) : 399, 2006.

16) Yamada S, Suzuki Y, Suzuki T, et al. : Haemagglutinin mutations responsible for the binding of H5N1 influenza A viruses to human-type receptors. Nature, 444 (7117) : 378-382, 2006.

17) Watanabe Y, Ibrahim MS, Ellakany HF, et al. : Acquisition of human-type receptor binding specificity by new H5N1 influenza virus sublineages during their

emergence in birds in Egypt. PLoS Pathog, 7(5)：e1002068, 2011.

18) Imai M, Watanabe T, Hatta M, et al.：Experimental adaptation of an influenza H5 HA confers respiratory droplet transmission to a reassortant H5 HA/H1N1 virus in ferrets. Nature, 486(7403)：420-428, 2012.

2. 鳥インフルエンザ A（H7N9）ウイルス

国立感染症研究所
インフルエンザウイルス研究センター第 2 室　室長　**影山　努**

A. 世界で初めての報告となる鳥インフルエンザ A（H7N9）ウイルスのヒト感染事例

　2013 年 3 月 31 日，中国国家衛生・計画出産委員会は，世界で初めてとなる鳥インフルエンザ A（H7N9）ウイルス（以下，「H7N9 鳥ウイルス」）に感染した 3 人の患者（上海市で 2 人の男性が 2 月下旬に発症して 3 月に重症肺炎により死亡し，安徽省で 1 人の女性が 3 月に重症肺炎を発症）を確認したことを発表しました[1]．その後，江蘇省，浙江省，北京市，河南省，山東省，江西省，福建省，湖南省，台湾（江蘇省に来ていた男性が帰宅後に発症）でもヒト感染事例が相次いで報告されるようになり，5 月 10 日までの感染者数の累計は 131 人となりました[2]．感染患者のほとんどに肺炎の症状があり，致死率（感染例数に対する死亡例数の割合）も高く[3]，多くは急性呼吸促迫症候群による重症呼吸不全も起こしていました．また急激に患者数が増大したこともあり，当初は致死性の高いパンデミック（世界的大流行）の発生が懸念されましたが，濃厚接触（感染あるいは感染疑いの患者に接触する，行動を共にする，航空機等で近隣の座席に座った場合等が考えられます）による家族内感染を除けば，持続的なヒトからヒトへの感染伝播事例は確認されず，鳥からヒトへの限定的な感染であったと考えられるようになりました．しかしインフルエンザウイルスは変異しやすいためこのまま鳥からのヒト感染が続くようだと，その間にウイルスが変異する可能性も高くなります．これまでヒトで H7N9 鳥ウイルスが流行したことはなく，人々はこのウイルスに対して免疫をもっていないため，ヒトからヒトに容易に感染伝播するように変異したウイルスが出現するとパンデミックになる可能性があります．幸いにもまだそのような変異はありませんが，今後もこのウイルスが鳥の間で流行し続ける限り，このウイルスを由来としたパンデミックの可能性がなくなることはありません．

　ここでは，H7N9 鳥ウイルスのヒト感染事例の今日までの経緯と，わが国の感染症対策について記します．

B. H7 亜型の鳥インフルエンザウイルスについて

　インフルエンザウイルスは A 型，B 型，C 型，D 型の 4 つの型に分類されます．さらに，A 型ウイルスは，その表面に存在する 2 種類の蛋白質（ヘマグルチニン〔haemagglutinin：HA〕，ノイラミニダーゼ〔neuraminidase：NA〕）の種類の違いにより亜型に細分類されます．これまでに，18 種類の HA と 11 種類の NA が確認されているので，理論的には，その組み合わせの数だけの亜型が存在することになります．毎年ヒトの間で流行が繰り返される季節性の A 型ウイルスの場合，現在は H3N2，H1N1pdm09[※1] の 2 つの亜型が流行しています．なお，ヒトは A 型，B 型，C 型ウイルスに感染しますが（D 型ウイルスに対する抗体をもつヒトの存在も確認されていますが，感染患者の報告はまだありません），鳥は A 型インフルエンザウイルスにしか感染しません．

　一方，18 種類の HA のうち H1〜H16，11 種類の NA のうち N1〜N9 の亜型の A 型ウイルスが水禽類（カモ類等の水鳥）から検出され（H17N10，H18N11 型の A 型ウイルスはコウモリから検出），ほかの動物種では一部の亜型しか検出されていないことから，A 型ウイルスの自然宿主（自然界で寄生体と共生している宿主のことで，自然宿主に対して通常は無害）は水禽類と考えられています．A 型ウイルスが自然宿主の鳥に感染した場合，通常はほとんど症状を示すことはありませんが，H5，H7 亜型の場合は，家禽（ニワトリ，アヒル，ウズラ等鳥類の家畜）に感染すると，致死率が 100％ に近い非常に強い病原性を示す場合があります．そのような，家禽に対して強い病原性をもつウイルスを高病原性鳥インフルエンザウイルスと呼びます．H5，H7 亜型でも家禽に感染して病原性をほとんど示さないウイルス（これを低病原性鳥インフルエンザウイルスと呼びます）も自然界には存在しますが，低病原性鳥インフルエンザウイルスが家禽の間で流行を繰り返す間に，低病原性から高病原性に変異して，家禽に甚大な被害を及ぼすことがあります．そのためわが国で

は「家畜伝染病予防法」により低病原性，高病原性に関係なく家禽で H5 と
H7 亜型の鳥インフルエンザウイルスが検出されると対象となる全ての鳥を殺
処分して，家禽に対する厳重な感染症対策を講じることになります．H5，H7
亜型以外に，これまでに低病原性から高病原性に変異した亜型はありません．
なお，鳥に対して高病原性を示すウイルスであっても，必ずしもヒトに対する
病原性が高いとは限りません．後述の低病原性 H7N9 鳥ウイルスのように鳥
に対しては低病原性であっても，ヒトに感染して発症すると高い致死率を示す
場合もあります．

C. 鳥インフルエンザウイルスのヒト感染について

　ウイルスが動物に感染して細胞の中に侵入する際，ウイルスは細胞表面で特
定の蛋白質（受容体）と結合します．鳥インフルエンザウイルスは，鳥の呼吸
器と消化器にある鳥に特徴的な受容体を認識して感染・増殖します．一方，ヒ
トで流行する季節性の A 型インフルエンザウイルスは，ヒトの呼吸器，特に
上部気道にあるヒトに特徴的な受容体を認識して感染・増殖します．そのため
ヒトは鳥インフルエンザウイルスに感染して発症することはほとんどない（こ
れを種の壁と言います）と考えられていましたが，1997 年 8 月に世界で初め
てとなる高病原性鳥インフルエンザ A（H5N1）ウイルス（以下，「H5N1 鳥ウ
イルス」）のヒト感染死亡事例が香港で確認されると，その後も次々にヒト感
染事例が報告されるようになり，ヒトも鳥インフルエンザウイルスに感染して
発症し，死亡することもあるということが認識されるようになりました（3 章
-1 参照）．

　2013 年 3 月 31 日に，H7N9 鳥ウイルスのヒト感染事例が中国で報告されま
したが，その後すぐに生鳥市場の環境中やハト・鶏からも H7N9 鳥ウイルス
が分離されたことから，すでにこのウイルスは鳥の間で流行しており，その後
もさらに流行の規模や範囲が拡大する可能性も考えられました．このウイルス
の鳥への病原性は低く，感染した鳥は致死性を示さなかったため，このウイル
スの感染拡大に気づくのは難しかったと考えられます[4,5]．

　通常の鳥インフルエンザウイルスは鳥の体温（41℃）でよく増殖しますが，
ヒトの体温（37℃）だとあまり増殖しません．ところがこの H7N9 鳥ウイル
スの中には，ヒトの体温でもよく増殖するように変異したウイルスも見つかっ

ており，さらにヒトの呼吸器，特に上部気道に感染しやすい変異をもつウイルスも見つかりました[4,5]．しかし，濃厚接触による家族内感染等を除けば，ヒト-ヒト間で持続的に感染伝播した例はなかったため，鳥からヒトへの感染が限定的に起きていただけと考えられました．もしこのウイルスの流行がこのまま続き効率的にヒト-ヒト間で容易に感染するような変異を持つウイルスが出現すればパンデミックになる可能性も考えられたため，中国政府はこのウイルスを高感度に検出できる検査法を確立して全国規模の検査態勢を整えるとともに，感染患者が確認された地域の生鳥市場の閉鎖やこのウイルスに感染した家禽の殺処分を進める等の対策を行いました．その結果，5月末までのヒト感染事例数は132人でしたが，その後，感染事例の報告数は急減し，2013年3月から2014年8月（2013/14シーズン）までの間の感染者は合計で135人に留まり，死亡者は44人でした[6]．

D. わが国の対応と H7N9 鳥ウイルス遺伝子検査網の構築について

A で述べたように，H7N9鳥ウイルスのヒト感染事例が報告された後の中国では清明節や労働節といった連休を控えており，人々の移動とともにウイルスが国内外に拡散して日本国内にもウイルスが侵入する可能性が考えられました．実際に，香港，マレーシアでは中国から移動したインフルエンザ様症状を発症した患者から H7N9鳥ウイルスが検出され，死亡例も相次いで報告されたこともあり，わが国では2013年4月26日に「感染症の予防及び感染症の患者に対する医療に関する法律（感染症法）」において，鳥インフルエンザ A（H7N9）感染症を指定感染症に定め，このウイルス感染症に対して迅速な感染症対策を実施できる体制を整えました．指定感染症とは，既存の感染症でウイルス変異等により，感染性が高まったり毒性が強くなること等を想定し，必要に応じて感染した患者を指定の医療機関に入院させて隔離したり，就業を制限する等といった措置ができるように政令で定められた感染症のことです（2015年1月21日に，指定感染症とほぼ同等な感染症対策が実施可能な2類感染症に変更となりました）．

国立感染症研究所インフルエンザウイルス研究センター（以下，「感染研」）では，季節性インフルエンザウイルスと区別して H7N9鳥ウイルスを特異的

かつ高感度に検出するためのウイルス遺伝子検査法を新たに構築しました[7].
4月10日に中華人民共和国疾病予防管理センターから入手したH7N9鳥ウイルスを用いて新たに構築した検査法に問題がないことを確認し，4月12日までに地方自治体に設置されている全国74か所の地方衛生研究所と16か所の検疫所に検査試薬等を配布して，H7N9鳥ウイルスを全国規模で検査できる体制を整えました．ウイルス遺伝子検査は，高度な遺伝子検査の技術をもつ熟練した検査員と，設備の整った実験室がなければ実施できません．ウイルス遺伝子検査に通常は3〜4時間を要します．

　2013年5月2日付の厚生労働省からの通知により，38℃以上の発熱および急性呼吸器症状があり，症状や所見，渡航歴，接触歴等からH7N9鳥ウイルスの感染が疑われると判断された場合は，速やかに保健所へ情報提供して保健所と相談の上，検体（喀痰，咽頭ぬぐい液等）を採取した場合は各自治体の地方衛生研究所でウイルス遺伝子検査を実施することになりました[8]．また，全国の空港や海港にある検疫所では，中国からの帰国者・旅行者等に対して，注意喚起カード（健康カード）を配布する等して，健康状態の確認や体調が悪化した時の対応を周知するとともに，感染が疑われる患者に対しては状況に応じて，質問，診察，ウイルス遺伝子検査を含めた検査の実施もしくは入国後10日間の健康状態の観察を実施し，もしインフルエンザ様症状が出た場合は医療機関への受診と保健所等へ連絡をするように指示をするといった対策が取られました．

E. 医療機関における H7N9 鳥ウイルス感染の診断方法について

　日本では，抗原抗体反応法を利用したインフルエンザ迅速診断キットを季節性インフルエンザの補助診断に利用することができます．迅速（5〜30分程度）に検査結果が得られ，患者の目の前で簡便に検査できることもあり，多くの医療機関でインフルエンザの診断検査にこのキットが使われています．ただし，この検査ではA型とB型ウイルスを区別して検出できますが，A型ウイルスの亜型はわかりません．また，ウイルス遺伝子検査と較べると検出感度が低い（キットによって違いはあるが，およそ1/100〜1/1,000の検出感度）ため，発症後すぐに採取した検体やウイルスが存在している部位から適切に採取

できなかった検体等検体中のウイルス量がキットで検出できるレベルに達していなかった場合は陰性となることがあります（このように，本来は陽性なのに陰性と判定される場合を「偽陰性」と言います）．

インフルエンザ迅速診断キットの H7N9 鳥ウイルスへの反応性は当初は不明であったため，感染研では中国 CDC から入手した H7N9 鳥ウイルスを発育鶏卵で増殖させたウイルス液を用いて，2013 年 4 月の時点で国内での製造販売承認を受けて市販されていた 20 種類のインフルエンザ迅速診断キット（検査結果を目視で確認するタイプのキットのみ）に対する H7N9 鳥ウイルスの反応性を調べました．その結果，検討に用いたどのキットも H7N9 鳥ウイルスを A 型ウイルスとして検出できることを確認しています[9]．もしこのウイルスに感染したとしても，早期に抗インフルエンザウイルス薬を使用する等の治療を行えば，重症化を防ぐことができると考えられ，治療の観点からもインフルエンザ迅速診断キットの利用は有用と考えられました．

ところが，H7N9 鳥ウイルスのヒト感染事例の中には，喀痰検体のみがウイルス遺伝子検査で陽性となり，咽頭ぬぐい液からはウイルス遺伝子が検出できない例も報告され，季節性インフルエンザとは異なり，検体採取部位によっては偽陰性となってしまう可能性も懸念されました[10]．また，多くのキットで鼻腔ぬぐい液，咽頭ぬぐい液，鼻腔吸引液，鼻汁鼻かみ液が検査適用となっていますが，喀痰は検査適用外となっており，喀痰を検査しても正しい結果が得られるとは限りません．このような理由により，インフルエンザ迅速診断キットだけに頼った診断だけでは，特に偽陰性の場合，本来の陽性例を見逃してしまう可能性があるため，H7N9 鳥ウイルスの感染が疑われる場合，最終的な陽性・陰性の確認をウイルス遺伝子検査により行う必要があります．

F. 現在までの H7N9 鳥ウイルスの ヒト感染事例の状況[11]

中国では 2013 年以降も，毎年 10 月から 3 月頃までの冬季の間，12 月頃をピークに多くの H7N9 鳥ウイルスのヒト感染事例が報告されています（**図3-2-1**）[11]．第 1 波（2013 年 8 月まで）の感染者は 135 人，死亡者は 45 人であったのに対し，第 2 波（2013 年 10 月〜2014 年 9 月）では感染者が 318 人，死亡者が 130 人と急増しました．しかし第 3 波（2014 年 10 月〜2015 年 9 月）

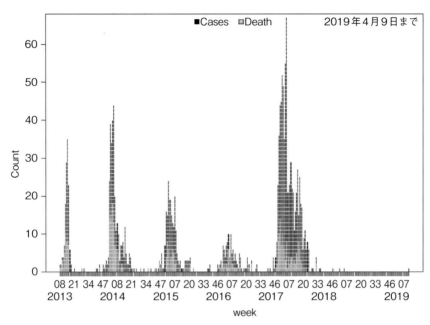

図 3-2-1　鳥インフルエンザ A（H7N9）ウイルス感染者数の週ごとの推移
(World Health Organization：Monthly Risk Assessment Summary. Influenza at the human-animal interface. Summary and assessment, 13 February to 9 April 2019. https://www.who.int/influenza/human_animal_interface/Influenza_Summary_IRA_HA_interface_09_04_2019.pdf より引用)

では，感染者 226 人，死亡者 100 人，第 4 波（2015 年 10 月〜2016 年 9 月）では，感染者 119 人，死亡者 45 人となり，第 2 波をピークに感染者数と死亡者数は年々減少しましたが，第 5 波（2016 年 10 月〜2017 年 9 月）では，感染者数，死亡者数ともに急増し，第 4 波までの感染者総数と死亡者総数に近い感染者 764 人，死亡者 288 人となりました．**図 3-2-2** では H7N9 鳥ウイルスのヒト感染事例が最初に確認された年を省・直轄市別に示しています．

　また第 5 波の 2017 年 2 月 4 日には，家禽への病原性が低病原性から高病原性に変異した高病原性 H7N9 鳥ウイルスのヒト感染事例が台湾で報告されました．1 月 23 日にインフルエンザ様症状を発症した中国広東省在住の患者が台湾に移動した後に重症化し，2 月 4 日に高病原性 H7N9 鳥ウイルスであることが確認されました．中国国内でも 2016 年 12 月 29 日に発症した患者から高病原性 H7N9 鳥ウイルスを検出した事例が 2017 年 2 月 18 日に報告され，そ

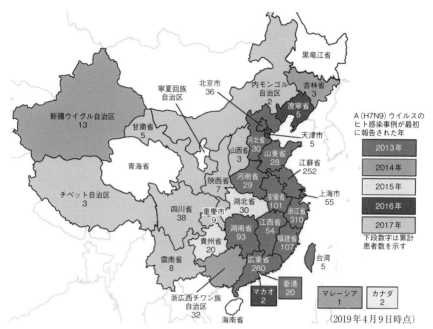

図 3-2-2　中国・台湾・香港・マカオ等の感染者発生地域と感染者数
（香港特別行政区政府衛生署衛生防護中心（香港 CDC）のデータより作成）

の後も高病原性 H7N9 鳥ウイルスのヒト感染事例の報告が相次ぎました．ただし，この高病原性 H7N9 鳥ウイルスと従来の低病原性 H7N9 鳥ウイルスのヒト感染事例を比べても明らかな臨床像の違いはなく，家禽に対して高病原性に変化しても，ヒトに対する病原性は変わらないことが示唆されています[12]．また，ヒトからヒトへの感染は家族間または病院での感染患者と接触した医療従事者等の濃厚接触に限られ，ヒト感染事例は生鳥市場等でのウイルスに感染した生鳥やウイルスに汚染された環境での曝露との関連性が強く，このウイルスのヒトからヒトへの伝播性に変化はないと考えられました．また，第 5 波では生鳥市場や生鳥に関連する環境からのサンプル中の H7N9 鳥ウイルス陽性率が 12 月頃から急激に増加しており，このウイルスに感染した生鳥市場の鳥が増えることにより，人々がウイルスに曝露される機会も増え，ウイルスに感染する可能性も高まり，環境中のウイルス検出数が相対的に多い地域で感染患者数が多くなったと考えられています[13,14]．

　2016 年 11 月頃から中国では家禽に対して高病原性 H5N1 鳥ウイルスと

H7N9 鳥ウイルスのワクチンを使用し始めました．第6波（2017年10月〜2018年9月）では3月までにヒト感染事例が3例のみ確認されましたが，それ以降2019年4月に内モンゴル自治区で1例のヒト感染事例が確認されるまで1年近く，ヒト感染事例は確認されていません．第5波以降にヒト感染事例数が急激に減少した理由についてはまだ明確にはなっていませんが，家禽へのワクチン使用の影響，中国都市部での食習慣の変化（生鳥市場が閉鎖されてパックされた肉が流通するようになり，人々のウイルス曝露の機会が減った）による影響等が考えられています．

　輸入感染例を除けば，まだ中国以外でH7N9 鳥ウイルスのヒト感染事例の報告はなく，中国国内においては家禽へのワクチンの導入により，家禽での高病原性鳥インフルエンザの発生が抑えられている状況と考えられます．しかしワクチンにより発症を抑えられたとしても，ウイルス感染を完全に防ぐことはできないため，ウイルスは消滅することなく家禽の間でウイルス感染が持続している可能性があります．また，ワクチンが効かない変異ウイルスが出現して感染が広がる可能性もあります．

　日本ではこれまでに，野鳥や家禽から中国由来のH7N9 鳥ウイルスが検出されたという報告はありません．また中国と国境を接しているベトナム，モンゴル，ロシア等においても，野鳥や家禽からは未だにウイルスは検出されていません．しかしながら，このウイルスが中国国内の家禽から消滅しない限り，野鳥に感染して広がる可能性があり，もし日本に飛来する渡り鳥に感染すれば，渡り鳥により日本にこのウイルスが持ち込まれて，家禽や野鳥の間でウイルスが広がる可能性があります．また，海外から携帯品として国内に不正に持ち込まれた生鮮鶏肉やアヒル肉から中国由来のH7N9 鳥ウイルスを含め鳥インフルエンザウイルスが検出された報告があり[15,16]，人の手を介してウイルスが拡散する可能性もあります．中国国内での家禽におけるH7N9 鳥ウイルス感染の流行が止まない限り，このウイルスが世界中に広がる可能性があるため，引き続きこのウイルスを監視していく必要があります．

参考　新型インフルエンザ対策におけるプレパンデミックワクチンの国家備蓄

国立感染症研究所　インフルエンザウイルス研究センター第2室　室長　影山　努

　新型インフルエンザ発生後のパンデミックワクチンの開発・製造には一定の時間がかかるため，それまでの間の感染症対策の1つとして，わが国では医療従事者や国民生活および国民経済の安定に寄与する業務従事者等がプレパンデミックワクチンの接種を行えるようにするため，プレパンデミックワクチンの国家備蓄が 2006 年から行われてきました．これまでは A（H5N1）亜型ウイルスに対してのみプレパンデミックワクチンの備蓄を行ってきましたが，2019 年度の備蓄分からは，A（H7N9）亜型ウイルスのプレパンデミックワクチンも備蓄されるようになります．ワクチン株には，2016 年にヒトから分離された高病原性の A/Guangdong/17SF003/2016（H7N9）ウイルスを低病原性に改変した A/Guangdong/17SF003/2016（IDCDC-RG56N）株が採用されました．

文　献

1) World Health Organization：Human infection with influenza A（H7N9）virus in China. 1 April 2013. https://www.who.int/csr/don/2013_04_01/en/.
2) World Health Organization：WHO risk assessments of human infection with avian influenza A（H7N9）virus. WHO Risk Assessment as of 10 May 2013. https://www.who.int/influenza/human_animal_interface/influenza_h7n9/RiskAssessment_H7N9_10May13.pdf.
3) Li Q, Zhou L, Zhou M, et al.：Epidemiology of human infections with avian influenza A（H7N9）virus in China. N Engl J Med, 370(6)：520-532, 2014.
4) Kageyama T, Fujisaki S, Takashita E, et al.：Genetic analysis of novel avian A（H7N9）influenza viruses isolated from patients in China, February to April 2013. Euro Surveill, 18(15)：20453, 2013.
5) Gao R, Cao R, Hu Y, et al.：Human infection with a novel avian-origin influenza A（H7N9）virus. N Engl J Med, 368(20)：1888-1897, 2013.
6) World Health Organization：Monthly Risk Assessment Summary. Influenza at the human-animal interface. Summary and assessment as of 29 August 2013. https://www.who.int/influenza/human_animal_interface/Influenza_Summary_IRA_HA_interface_29Aug13.pdf.
7) 国立感染症研究所：H7N9 検査マニュアル. https://www.niid.go.jp/niid/ja/flu-m/flutoppage/2277-flu2013h7n9/flucenter/3561-h7n9-manual.html.
8) 厚生労働省：「中国における鳥インフルエンザ A（H7N9）の国内検査体制について（情報提供）」の一部改正について. http://www.mhlw.go.jp/seisakunitsuite/bunya/kenkou_iryou/kenkou/kekkaku-kansenshou/infulenza/dl/2013_0502_03.pdf.
9) 国立感染症研究所：国内で市販されているインフルエンザ迅速診断キットの鳥インフル

エンザ A（H7N9）ウイルスに対する反応性について．https://www.niid.go.jp/niid/ja/diseases/a/flua-h7n9/2277-flucenter/3578-rdt-130523.html.

10）Chen Y, Liang W, Yang S, et al. : Human infections with the emerging avian influenza A H7N9 virus from wet market poultry : clinical analysis and characterisation of viral genome. Lancet, 381 (9881) : 1916-1925, 2013.

11）World Health Organization : Monthly Risk Assessment Summary. Influenza at the human-animal interface. https://www.who.int/influenza/human_animal_interface/HAI_Risk_Assessment/en/.

12）Kang M, Lau EHY, Guan W, et al. : Epidemiology of human infections with highly pathogenic avian influenza A（H7N9）virus in Guangdong, 2016 to 2017. Euro Surveill, 22 (27) : doi : 10.2807/1560-7917.ES.2017.22.27.30568., 2017.

13）Zhou L, Ren R, Yang L, et al. : Sudden increase in human infection with avian influenza A（H7N9）virus in China, September-December 2016. Western Pac Surveill Response J, 8 (1) : 6-14, 2017.

14）Zhou L, Tan Y, Kang M, et al. : Preliminary Epidemiology of Human Infections with Highly Pathogenic Avian Influenza A（H7N9）Virus, China, 2017. Emerg Infect Dis, 23 (8) : 1355-1359, 2017.

15）Shibata A, Hiono T, Fukuhara H, et al. : Isolation and characterization of avian influenza viruses from raw poultry products illegally imported to Japan by international flight passengers. Transbound Emerg Dis, 65 (2) : 465-475, 2018.

16）Shibata A, Okamatsu M, Sumiyoshi R, et al. : Repeated detection of H7N9 avian influenza viruses in raw poultry meat illegally brought to Japan by international flight passengers. Virology, 524 : 10-17, 2018.

第 4 章

これからに備えて

　2009 年の日本における国際観光客数は 679 万人でしたが，2018 年には，3,119 万人と 4.6 倍になりました．また，日本の人口も高齢化がさらに進み，65 歳以上の高齢者人口は，2009 年には 22.7% でしたが，2019 年には 28.4% となりました．少子化も進み，2009 年の出生者数は約 107 万人であったのが約 92 万人となりました．

　この 10 年の間に東日本大震災や，各地での地震並びに台風や水害等も発生し，危機管理能力の一層の向上が求められています．その一方で，それを支える人が少なくなっていくことが危惧されています．

　新型インフルエンザの対策においても 2009 年の教訓をもとにしてこの 10 年間にさまざまな検討が行われました．本章では，総論的な動きと，法令に基づいての議論の結果を紹介します．

　近年，医療提供体制は地域医療構想のように地域でさまざまな意思決定が行われるようになっています．新型インフルエンザについては，大きな方針は国が示すことになっていますが，これまで以上に地域のことを最もよく把握している都道府県等の単位で意思決定を行うことが求められるでしょう．本章は，都道府県等でも引き続き新型インフルエンザの計画等の更新や確認をしていく上での参考になるでしょう．

1. 2009年のパンデミックから10年の歩み

国立保健医療科学院　健康危機管理研究部　部長　齋藤　智也

A. はじめに

　2009年の新型インフルエンザパンデミックから10年が経ちました．最近は「新型インフルエンザ対策」という言葉もなかなかメディアで見かけなくなりました．すっかりあの時の混乱を忘れてしまった方も多いかもしれませんが，本書を読んでいろいろと思い起こされた方も多いのではないでしょうか．しかし，ここ10年で新型インフルエンザ対策への社会の備えは着実に進歩しています．どんな進歩があったのか，特に社会の危機管理の観点から紹介します．

B. 国内の新型インフルエンザ対策の歴史

　この10年を振り返る前に，そもそも国内で「新型インフルエンザ対策」と呼ばれるものが出てきた時のことを振り返ってみましょう．「新型インフルエンザ対策」について国内で検討が始まったのは1997年のことです．1968年に出現した香港インフルエンザの流行から約30年が経過し，国際会議でも新型インフルエンザウイルスの出現の危険性が叫ばれてきたことを背景に，厚生省（当時）に新型インフルエンザ対策検討会が設けられ，報告書がまとめられました（厚生省新型インフルエンザ対策検討会．新型インフルエンザ対策報告書．平成9年10月24日，1997）．この報告書では，特に公衆衛生的な観点から，発生動向調査やワクチン，予防内服薬等の医薬品の供給体制，医療対応能力の計画的な準備に重きを置いたパンデミック対策についてまとめられました．ただ，当時はどちらかというと「平時のインフルエンザ対策の強化」に重きが置かれていました．特に，当時はインフルエンザワクチン接種率の低下が懸念されていた頃です．ワクチン接種率の低下は，国内でのワクチンの自給自足体制にも影響を与えます．平時の季節性インフルエンザワクチンの需要がなくなれば，国内でのインフルエンザワクチン生産体制が維持できなくなります．すると，新型インフルエンザが発生した時にも国内からの調達は難しくな

ります．ワクチン接種と供給体制の立て直しが１つの大きな課題でした．

　その後，ワクチンの接種率も回復し，また感染症に関する法の整備や，サーベイランス体制の整備等，平時のインフルエンザ対策が進みました．さらに，この間にインフルエンザの迅速診断キットや抗インフルエンザウイルス薬の開発と普及が進んでいます．新型インフルエンザ発生という脅威に備えて，できることが増えてきたとも言えます．一方で，鳥のインフルエンザウイルス A（H5N1）のヒトへの感染事例が世界各地で報告され，新型インフルエンザウイルスの発生が強く懸念されるようになりました．再び，新型インフルエンザ対策についての検討が厚生労働省の新型インフルエンザ対策に関する検討小委員会で行われ，報告書がまとめられたのが 2004 年のことです（厚生労働省新型インフルエンザ対策に関する検討小委員会．新型インフルエンザ対策報告書．平成 16 年 8 月，2004）．これを契機に，新型インフルエンザ発生に備えた抗インフルエンザウイルス薬の国・都道府県等での備蓄が始まりました．

　しかし，この時点では，新型インフルエンザ対策と言えば，まだ公衆衛生分野の対策が中心でした．すなわち，パンデミックに対する社会全体への影響を

表 4-1-1　2009 年以前の新型インフルエンザ対策の歩み

1997 年	新型インフルエンザ対策報告書 （厚生省新型インフルエンザ対策検討会）
2004 年	鳥インフルエンザ等に関する関係省庁対策会議設置 新型インフルエンザ対策報告書 （厚生労働省新型インフルエンザ対策に関する検討小委員会）
2005 年	新型インフルエンザ対策行動計画作成 （鳥インフルエンザ等に関する関係省庁対策会議） 厚生労働省新型インフルエンザ専門家会議設置
2006 年	「インフルエンザ（H5N1）に関するガイドライン―フェーズ 3 ―」 （厚生労働省新型インフルエンザ専門家会議） 行動計画改定
2007 年	「インフルエンザ（H5N1）に関するガイドライン―フェーズ 4 以降―」 （厚生労働省新型インフルエンザ専門家会議） 行動計画改定
2008 年	厚生労働省に新型インフルエンザ対策推進室設置 感染症法改正（「新型インフルエンザ」の追加等）
2009 年	行動計画改定 新型インフルエンザ対策ガイドライン策定

考え，国家全体の問題として考える，という視点は十分ではありませんでした．新型インフルエンザ対策が，政府全体を巻き込んだ対策に進化するのは，2005年12月に新型インフルエンザ対策行動計画が作られた時です．この時，「鳥インフルエンザ等に関する関係省庁対策会議」の名のもとに，初めて省庁横断的な行動計画が作成されました．そして2007年の行動計画改定では，発生時には内閣総理大臣を本部長とする新型インフルエンザ対策本部が政府に設置されることになり，政府一体となった対策を行う体制が整いました．その後も行動計画に改定が加えられていく中で，2009年に新型インフルエンザの発生を迎えることになりました．

　2009年の新型インフルエンザ発生当時に何が起こったかは，すでに本書の中でも触れられた通りです．流行開始の1年後から，厚生労働省ではパンデミック対策の検証が行われました．2年後には行動計画の改定も行われますが，その際，行動計画の実効性を高めるための新たな法律の必要性も議論されるようになりました．そうして制定されたのが「新型インフルエンザ等対策特別措置法」（以下，「特措法」）です．感染症の流行が国家的な危機管理の必要な事態として位置づけられ，政府を挙げての対応が明記された初めての法律です．感染症版の国家非常事態宣言とも言える「緊急事態宣言」の条項も設けられました．この特措法について，その意義を次項で解説してみたいと思います．

C. 新しい法律「新型インフルエンザ等対策特別措置法」

　特措法は2012年に国会で成立しました．「特別措置法」というと新型インフルエンザが起きた時にはこの法律に基づいて全ての対策が行われるような印象を持つかもしれませんが，そういうわけではありません．既存の法律ではできなかった部分を補う法律なのです．では，既存の法律でできないこととは何でしょうか？　例えば，流行が大きく拡大してしまい，患者さんを1人1人見出して感染源を探し出して対策を取るようなことが難しい状況を想像してください．そのような状況下で流行の拡大を少しでも抑えるためには，人と人との接触機会を減らすことが1つのやり方です．例えば学校を休校する，とか，人がたくさん集まるイベントを行わない，といった方法があるでしょう．感染症のまん延防止対策として，こういった対策を行うことを要請したり指示したりす

る権限を行政に与える法律はこれまでありませんでした．専門的な言葉では
「社会的隔離」と呼ぶこのような対策を法的に位置づけたのが，特措法の特徴
の 1 つです．

　また，新型インフルエンザの発生を国家の危機として位置づけ，政府一体と
なって取り組むことを明記した法律でもあります．新型インフルエンザがパン
デミック（汎流行：世界的に大規模な流行）に至り大きな社会的混乱が生じる
可能性を考慮し，新型インフルエンザが発生した際に，単に感染源に対する公
衆衛生的な対策に留まらず，先に述べた「社会的隔離」のように，社会全体で
一体となって被害軽減と社会機能の維持に取り組むための法律なのです．その
ため，国内に新型インフルエンザ患者が発生し，新型インフルエンザが急速に
まん延する可能性が考えられる場合に，先に述べた「緊急事態宣言」を行うこ
とにより，より強力な社会的隔離政策を行えるようにしています．例えば，
「不要不急の外出自粛」や「学校，興行場等の使用制限」といったことが求め
られる可能性がありますので，事業者の方等はそのようなリスクも想定してお

参考　　新型インフルエンザ等対策特別措置法における緊急事態宣言

国立保健医療科学院　健康危機管理研究部　部長　**齋藤　智也**

　時折テレビ等で，「某国が国家の非常事態を宣言した」といったニュースが聞
かれます．通常は内戦や災害により国家的危機に陥った際に宣言されるものです
が，新型インフルエンザ発生時にもこのような国家的な危機に陥る可能性を考
え，特措法に基づき「緊急事態宣言」が行われる場合があります．新型インフル
エンザが発生している際にこの宣言が行われるには 3 つの条件があります．第 1
に，新型インフルエンザ患者が国内で発生していること，第 2 に，重症症例の発
生頻度が通常の季節性インフルエンザよりも高いと認められる場合，第 3 に国内
で発生した患者さんの感染経路が特定できない場合，またはすでに不特定多数の
人にまん延させるおそれがある行動を取っていた場合です．緊急事態宣言が行わ
れると，対象の地域では一定期間，不要不急の外出の自粛が求められたり，学校
や興行場等の使用制限が要請されたりする等，「社会的隔離」と呼ばれる措置の
実施を行政から要請されることがあります．そのほかにも，医療機関に患者さん
があふれ，医療の提供体制が間に合わない場合に，ホテルや公共施設といった医
療機関以外の場所が臨時の医療施設として設けられ，診療が行われることもあり
ます．

く必要があるでしょう.

　この法律は 2013 年に施行され（ちょうど中国で鳥インフルエンザ A（H7N9）が発生した頃のことです）, この法律に基づき, さまざまな計画の作成や訓練等, 平時に行うべき対策が着々と積み重ねられているところです.

　なお, この特措法は新型インフルエンザだけではなく, ヒトからヒトへの感染力が非常に強いと考えられる新たに発生した原因不明の感染症（法律上は「新感染症」と呼ばれます）が発生した際にも適用できるようになっています.

D. 新たな政府行動計画

　2009 年当時は, 鳥からヒトへの散発的な感染事例が知られていたインフルエンザ H5N1 ウイルスが, 遺伝子変異によりヒトへの感染性を獲得して新型インフルエンザが流行する, というシナリオが主に想定されていました. この「新型インフルエンザ」は, 感染性が強く, 国内で大流行し, かつ, 非常に毒性が強く, 感染すると容易に重症化したり亡くなったりするため, 数十万人の死者が出る, という想定でした. そのため, 海外発生時から, 国内発生時まで, 厳格なまん延防止対策が行動計画に規定されていました.

　しかし, 2009 年に発生した「新型ウイルス」は, H5N1 ウイルスではなく, H1N1 ウイルスでした. しかも, そのヒトに対する毒性が季節性インフルエンザとさほど変わらないことが後にわかりました. しかしながら, 当時は,「新型インフルエンザ」が出現した際の行動計画としては, ヒトに対して強毒性のウイルスを想定した計画しかなく, 書かれていることがそのまま実施されていきました. そのため,「ここまでやる必要もないのではないか」,「騒ぎ過ぎではないか」と思われた方も多かったのではないでしょうか. だからと言って, 新型インフルエンザを軽視するのは危険です. 次にどんなタイプの新型のウイルスが出現するかは誰にもわからないからです.

　2009 年の新型インフルエンザ発生の反省の 1 つが「柔軟性」でした. どのような病原性の, どのような毒性のウイルスが出現しても柔軟に対応できるよう, 当時の反省を踏まえ, 2011 年に改定された行動計画は「あらゆる選択肢を示す」ことが目的となりました. つまり, どのようなタイプの新型インフルエンザが出現しても, 柔軟に対応できるように, さまざまな対応策が記載されています. 新型インフルエンザが発生した時には, そのインフルエンザの性状

を踏まえて，これらのさまざまな選択肢から必要な対策を選んで実施するということです．行動計画を開くと内容の多さに面食らってしまいますが，ここに書かれている対策を一から十まで実施するわけではないので注意してください．

　また，2011年の改定では，行動計画の基本的な方針が明確に記載されました．なぜ新型インフルエンザ対策を行うのか？　国境で侵入を食い止めるため，ではありません．感染症を国境で食い止める，というのは飛行機等交通が発達した現代では極めて困難です．インフルエンザは感染していても症状が出ない人もいるため，国境で全ての感染患者を見つけ出すことは不可能です．むしろ，行動計画では，まん延を少しでも遅らせ，ピーク時の患者数を減らして医療提供体制を守ることに主眼を置いています．準備ができていない段階で大流行が起きてしまうと，患者さんが病院にあふれかえり，重症者への十分な医療の提供が難しくなる恐れがあります．また，ワクチンの製造には時間がかかります．まずは少しでも感染拡大を遅らせてピークを遅らせ，医療提供体制の整備やワクチンを供給するまでの時間を稼ぎます．そして，ピーク時の患者数をできるだけ減らすことで，強化した医療提供体制の中で，重症者等も十分な医療が受けられるようにしようというものです．

　特措法が施行されてからは，従来の行動計画は，「新型インフルエンザ等対策政府行動計画」に置き換えられました．これまでも行動計画は作られていま

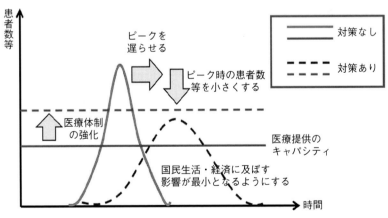

図 4-1-1　新型インフルエンザ等対策の効果 概念図
（「新型インフルエンザ等対策政府行動計画」より引用）

したが，新たな行動計画は，法的根拠に基づく行動計画として，より重要な位置づけを与えられました．行動計画は，国だけではなく，都道府県，市町村でも作成されています．また，指定（地方）公共機関と呼ばれる，社会的維持に不可欠な事業者や医療機関等でも業務計画が作成され，新型インフルエンザの発生に備えられています．

　このような危機管理の計画は，一度作ってしまうと，その後何も起こらないと内容を忘れられがちですが，机上訓練等を行うと必ず「計画を事前に読んでおけばよかった」という感想が聞かれます．新型インフルエンザ対策に限りませんが，危機管理の計画は，定期的に目を通す機会を設け，また，訓練等を通じて改善を続けていくことを忘れないようにしたいものです．

E. 抗インフルエンザウイルス薬の備蓄と供給

　かつて抗インフルエンザウイルス薬が市場に出回り始めた頃は，供給体制が十分ではなく，新型インフルエンザ発生時の需要急増による供給不安が懸念されました．その解決策として国や都道府県による抗インフルエンザウイルス薬の備蓄が開始されました．幸い2009年の新型インフルエンザ流行時にはその備蓄にほとんど手をつけることなく済みましたが，新型インフルエンザ発生時の需要の急増による薬剤の供給不安の問題には引き続き備える必要があります．

　備えるためには何らかの目標が必要です．2009年のパンデミック以前から，全人口の25%が罹患する，との被害想定のもと，諸外国における備蓄状況や医学的な知見に基づいて一定量の抗インフルエンザウイルス薬の備蓄が行われてきました．現在では，全ての罹患者の治療そのほかの医療対応に必要な量として，4,500万人分が備蓄目標とされています．国や都道府県が抗インフルエンザウイルス薬の備蓄を行うことは今も変わりませんが，変わったのは，季節ごとに流行するインフルエンザに対する診療でも抗インフルエンザウイルス薬がより広く使われるようになり，市場流通量が増えたということ，また，日本の製薬企業が国内で製造する薬もあるため，即時生産や即時放出も可能になったということです．そのため，現在では，製薬企業や卸業者に保管されている薬が「流通備蓄」として1,000万人分あると見込んで，国や都道府県が備蓄するのは3,500万人分となっています．

　もう 1 つの変化は，さまざまなタイプの抗インフルエンザウイルス薬が開発されてきたことです．どんな新型のウイルスが発生するかはわかりません．新型のウイルスが，準備していた薬に対して耐性（薬が効かない性質）を持っていて，備蓄していた薬の効果がなかった場合には，治療の選択肢が失われてしまいます．複数の抗インフルエンザウイルス薬を備蓄することで，使える薬がない，という事態に直面するリスクを少なくすることができます．また，さまざまな年代の人にも使用できる薬を準備しておかなければなりません．そのため，多様性を持たせる観点から現在 5 種類の薬が備蓄の対象になっています．そのほか，現在では，特許の期限切れによりジェネリック医薬品も一部発売されています．どの薬をどれくらいの割合で備蓄するのかを，中長期的な視点でよく考えなければいけません．

　備蓄とともに考えなければいけないのは供給戦略です．備蓄があっても，必要な時に届かなければ意味がありません．さらには，薬の種類が増えてくると，今後は，どの備蓄薬をどのような人に使っていくのか，時にはその優先順位も考えて，どのように効率的に配っていくかが問題になってきます．薬の備蓄を行うからには，供給するところまでを考えた綿密な戦略が欠かせないのです．

F.　ワクチンの備蓄と供給

　インフルエンザワクチンは毎年みなさん打たれているでしょうか？　例年，「今年は効く，効かない」といった話が議論になりますが，効くか効かぬか，と問われれば，インフルエンザワクチンは効く，と言えます．ただ，はしかのワクチンのように，接種すればほぼ終生かかることはない，というほどの効果を期待するのであれば，それほどの期待には応えられません．効果を実感しにくいのも事実です．打たなくてもかからない人もいれば，打っていてもかかる人もいます．また，インフルエンザにはかからなくてもそれ以外のウイルス等による似たような症状のかぜをひくことも多々あります．しかし，ワクチンを打った人は，ワクチンを打たない人に比べて，インフルエンザに感染して発病するリスクが減ることはさまざまな研究から明らかです．国内で毎年 1,000 万人から 2,000 万人もの患者が発生するインフルエンザですから，接種をした人の発病リスクが少しでも減らせれば社会全体として大きな意味があります．イ

ンフルエンザワクチンの製造には時間がかかります．インフルエンザウイルス
は常に少しずつ顔つき（抗原性）が変化しています．そのため，毎年，その年
に流行する可能性があるウイルスにより近い顔つきのウイルスを利用してワク
チンを製造しており，流行期の約半年前から製造の準備を始めています．新型
インフルエンザが発生すると，そのウイルスを入手し，それをもとにして，ワ
クチンの素となる「ワクチン株」と呼ばれるウイルス株を作成します．このウ
イルス株を卵や培養細胞の中で増殖させたのち，複雑な工程を経て，ワクチン
に必要な成分だけを抽出し，小分けして製品化し，国家検定を受け，ワクチン
として供給します．2009 年の際にも新型インフルエンザの発生が判明してか
らワクチンを製造し供給を開始するまで半年ほどかかりました．ワクチンが接
種できる準備ができたのは，すでに本格的な流行が過ぎ去った後，というとこ
ろも多かったのです．

　では，できるだけワクチンの供給を早めるためにはどうしたらよいでしょう
か．1 つは，ヒトからヒトへの感染性を獲得し新型インフルエンザウイルスと
なりうる可能性のあるウイルス株のワクチンを事前に作成し準備しておくこ
と，もう 1 つはより時間のかからない製造方法を開発することです．

　前者の方策として，これまで日本は鳥インフルエンザ A（H5N1）ウイルス
を標的とした「プレパンデミックワクチン」を準備してきました．H5N1 ウイ
ルスは，鳥からヒトへの感染が見られるものの，まだヒトからヒトへの感染が
容易なウイルスとは言えない段階です．さらに変異が積み重なることで，ヒト
からヒトへの感染性を獲得する可能性があると考えられますが，現段階で鳥か
らヒトに感染が見られる H5N1 ウイルスに対するワクチンを「プレパンデ
ミックワクチン」として準備しておいて，もし新型のウイルスが H5N1 亜型
由来のウイルスだった場合に，少しでも早い段階から，いくらかの防御効果を
期待して利用しようというものです．特に，医療関係者や，初動対応，社会機
能維持に従事する人を接種対象として想定し，H5N1 ウイルスのヒトへの感染
状況を睨みつつ，2006 年度からさまざまな種類（系統）の H5N1 ウイルスに
対するワクチンを作成してきました．しかし，近年，この H5N1 ウイルスの
ヒトへの感染例が世界的にほとんど見られなくなり，代わりに鳥インフルエン
ザ A（H7N9）ウイルスのヒトへの感染事例が多く見られるようになってきま
した．そのため，今後は H7N9 ウイルスを標的としたプレパンデミックワク
チンの備蓄に移行することになっています．

　一方で，製造工程の短縮化の方策としては，細胞培養ワクチンの開発・供給体制の整備が進められてきました．従来のインフルエンザワクチンは，ワクチンの素になるウイルス株を，鶏卵を用いて培養して製造してきました．しかし新型のインフルエンザの発生が判明してから全国民分のワクチンを製造し供給し終えるまでに鶏卵では 1 年半から 2 年かかってしまうことから，より効率的な製造工程の開発が進められてきました．細胞培養ワクチンは，人工的に培養した細胞を用いて，ワクチンの素となるウイルス株を増やして製造します．2011 年から開発と生産体制の構築が進められ，ようやく半年で全国民分のワクチンを生産する体制が整ったところです．

　生産体制が整ったならば，先ほどの医薬品の話と同じく，いかに供給し接種に至るかが問題になります．接種が終わる前に流行が過ぎ去ってしまっては意味がありません．効率的に接種を進める仕組みを考えなければなりません．また，国民全員に対してある日一斉に接種できるわけではないので，ある程度優先順位をつけて接種を進めていく必要があります．しかし，2009 年の新型インフルエンザ発生時にも，「ワクチンを誰から打つべきか？」という優先順位が議論になりました．対応しなければいけない人から打つべきか？　社会機能を維持する業務の人を優先すべきなのか？　この国の将来を支える小児なのか？　あるいは，感染した時に重症化する可能性が高い高齢者や基礎疾患がある方からなのか？　その優先順位を誰が決定するのか？　その根拠となる法律は？　このようなさまざまな議論がありました．議論は重要ですが，発生してからこのような優先順位をつけた接種を行う枠組みを一から議論していては，ワクチンを打ち始めるのが遅くなってしまいます．さらにはその優先順位に従って接種を行うための手続きにも時間がかかってしまいます．それでは供給が流行に間に合わなくなってしまいます．優先して打つべき方がいるならば，事前に登録をして接種する方法を決めておけば，より早く接種できるかもしれません．

　特措法では，「特定接種」と「住民接種」という 2 つの枠組みが作られました．前者は，新型インフルエンザ対策を担う医療関係者や行政職員のほか，重要インフラ関係業務等，社会機能を維持する業務に従事する者を対象としたワクチン接種の枠組みです．後者は，それ以外の一般住民に対してワクチン接種を行う枠組みです．前者は，対象者の事前登録が進められており，2017 年度末には初回分として約 568 万人が登録されました．後者は，接種を実施する手

続きの整備や，対象者への接種を短期間に迅速に進めるための接種場所の整備や訓練等が行われています．なお，「特定接種」と「住民接種」を組み合わせた接種順位については，新型インフルエンザの発生時に，流行の特性等を見て，基本的対処方針等諮問委員会の意見を踏まえ，政府対策本部において決定されます．このように，危機発生前に，事前に決められることは少しでも事前にきちんと決めて準備しておくことが，危機発生時に迅速に行動を起こすためには欠かせません．さらには，接種を行うための手続きの整備も望まれます．IT 技術も活用して，接種対象者に接種順位を通知し効率的に接種場所に導くようなシステムを構築することで，限られたワクチン供給を最大限に生かした，緊急時の迅速な接種が実現できるでしょう．

G. 訓練・演習

　危機管理のサイクルの中では事前の準備活動に割く時間が大半を占めます．何か危機が起きている時がその活動が一番目立つ時ですが，危機管理のサイクルの中ではわずかな時間に過ぎません．事前の準備は，目立たない活動ですが，最も重要な部分と言ってもよいでしょう．中でも訓練や演習は非常に重要です．

　政府は毎年，政府対策本部会合運営訓練[※1]を行っています．連絡訓練[※2]は，2016 年度からは，全関係府省庁，全都道府県，全指定公共機関，全指定地方公共機関，全市町村が参加する大規模な訓練になっています．自治体や関係機関でも，患者さんの安全な搬送，住民へのワクチン接種，患者数増大時の医療機関の対応，施設の使用制限，検疫対応といった訓練が行われています．実動訓練のみならず，発生時の意思決定の判断力を磨く机上演習も重要です．新型インフルエンザウイルスの病原性，毒性等を見極め，流行状況を的確に判断し，リスクに応じた適切な対策を選択していくことが不可欠です．数理モデルやシミュレーションといった新たな技術も意思決定の支援に今後もっと活用

※1　政府対策本部会合運営訓練：新型インフルエンザが発生した場合に設置される政府対策本部（内閣総理大臣を本部長とし全閣僚が構成員）の会合を，架空のシナリオに基づいて実際に開催し，政府が取るべき対策等を確認する訓練．

※2　連絡訓練：政府対策本部会合運営訓練に連動させて行われる訓練で，あらかじめ決まっている連絡体系に従って，対策本部会合での決定事項等を速やかに関係機関と共有し，有事における連携体制を確認する訓練．

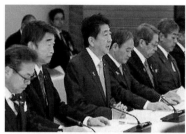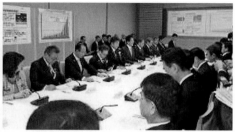

図4-1-2　平成30年度　政府対策本部会合運営訓練の様子

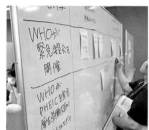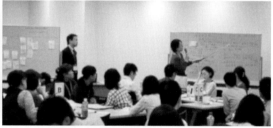

図4-1-3　新型インフルエンザ対策机上演習の様子（イメージ）

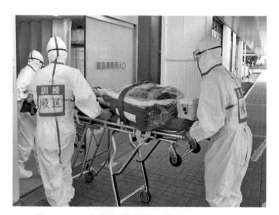

図4-1-4　患者搬送訓練の様子（イメージ）

されていくことでしょう．これらを活用したより効果的な訓練手法の開発と実践も望まれます．

　新型インフルエンザ対策は，医療や公衆衛生に日常的に携わる人達だけでなく，社会全体で取り組む対策です．訓練や演習の機会を通じて，新型インフル

エンザという社会の危機のイメージを共有し，それぞれの役割を認識することも重要です．何かが起きてから関係者と「初めまして」と挨拶をするのではなく，「また会いましたね」と言える，いわゆる「顔の見える関係」を訓練や演習を通じて事前に構築しておくことは，あらゆる危機管理に共通して重要なことです．

　訓練は継続的に行っていく必要がありますが，特措法の存在は強力な推進力になります．特措法の第12条には訓練を実施する努力義務が規定されているからです．これも，2009年後の新型インフルエンザ対策の大きな進歩の1つと言えるでしょう．

H．おわりに

　これまで，2009年のパンデミックから10年間の進歩を振り返ってみました．特措法を推進力として，2009年の記憶と教訓を忘れることなく，柔軟性を保ちつつ，国家の危機管理として政府一体となった対策が継続的に進められてきたことがわかると思います．諸外国の中でも特に堅牢な仕組みを構築してきたと言えるでしょう．

　新型インフルエンザ対策は，季節ごとのインフルエンザ対策の延長線上にあります．どんな新しい型のインフルエンザウイルスが出現しようとも，まずは，手洗い，咳エチケット等の基本的な感染防御対策があり，睡眠，栄養等，体調を整えること，そしてワクチン接種と個人の対策が，まん延防止対策の根本となることは変わりません．さらには，インフルエンザにかかった際には，学校や仕事を休み，休養に充てるのが当たり前な社会になることが望まれます．それには個人の意識のみならず，休みを取りやすくするような社会環境の整備も重要でしょう．

　新たなインフルエンザワクチンの開発も課題の1つです．現在のワクチンはある一定の防御効果を有するものの，国内で1,000万人以上もの患者が発生する流行が毎年生じているのが実情です．しかも，毎年のウイルスの顔つき（抗原性）の変化に対応できないので，毎年流行株に応じたワクチンを製造し接種しなければなりません．顔つきの異なるウイルスにも防御効果を有し，1度打てば何年も効果が持続し，より感染防御効果の高いインフルエンザワクチンができればどれだけよいことでしょう．世界中がそのようなワクチンの開発に

鎬を削っていますが，実用化にはまだ時間がかかりそうです．

　2009 年の新型インフルエンザは，インフルエンザ対策の重要性を思い起こさせてくれました．「新型インフルエンザ対策」を「一過性のパンデミック」に終わらせるのではなく，地震への備えのごとく，日々進歩させ，われわれの文化の中に刷り込み，継承していく努力は今も続いているのです．

2. 新型インフルエンザ等対策特別措置法の もとでの対策の進展

内閣官房新型インフルエンザ等対策室　野田　博之　五十嵐　久美子

　2010 年 3 月 31 日，前年の 4 月以降，対策が続けられてきたパンデミックインフルエンザの沈静化が，厚生労働大臣より発表されました[1]．2009 年に発生したこのパンデミックインフルエンザに関しては，日本では沈静化までに 198 人の死亡者を出し，世界各国との比較では被害は少なかった[1] ものの，多くの課題が浮き彫りとなりました．例えば，2009 年 9 月の兵庫県による提言や 2010 年 6 月の全国知事会による要望では，「現在国（厚生労働省）が担っている役割と権限を，都道府県に分権する方向で法制度を見直すべき」[2] ことや，「より広範な対応を想定した各種法令の整備についても検討すること」[3] についても指摘されました．このような 2009 年に発生したパンデミックインフルエンザでの経験とその後の検証[4,5] を踏まえて，学校等の施設の使用制限の要請・指示等さまざまな対策を法的に担保するために，新型インフルエンザ及び鳥インフルエンザ等に関する関係省庁対策会議や国会での議論を経て，新型インフルエンザ等対策特別措置法が 2012 年 5 月 11 日に公布されました[6]．

A. 特別措置法による体制

　新型インフルエンザ等対策特別措置法では，平時から準備を行う対策として，行動計画の作成（第 6〜8 条）や対策に必要な医薬品等の備蓄（第 10 条），訓練の実施（第 12 条）等が，また，有事に行うことができる対策として，学校等の施設の使用制限の要請・指示や予防接種の実施等が定められています[6]．そして，特に有事に行うことができる対策の多くは，政府対策本部の本部長である内閣総理大臣が新型インフルエンザ等緊急事態を宣言（第 32 条）した後に，基本的対処方針（第 18 条）で新型インフルエンザ等緊急事態措置を実施すべき区域とされた地域の都道府県知事が実施できることになっています[6]．

　新型インフルエンザ等対策特別措置法が制定されたことによって，都道府県知事が行使できる権限が法的に担保されることになりました．ただし，このよ

うな特別な権限は有事にならなければ付与されることがないため，日頃からの
訓練を通した検討が必要になります．新型インフルエンザ等対策特別措置法第
12条では，都道府県知事等に対して訓練を実施する努力義務を課しており[6]，
毎年，国が行う訓練にあわせて，都道府県でも訓練を行うことをお願いしてい
ます．このような日頃からの訓練を通して，訓練で見つけられた課題も踏まえ
て，新型インフルエンザ等対策特別措置法のもとに設けられた新型インフルエ
ンザ等対策政府行動計画[7]や新型インフルエンザ等対策ガイドライン[8]等の改
定が行われてきました．新型インフルエンザ対策の前提となる科学的知見や国
内外の状況は日々変化しています．これらの変化にあわせて，2009年のパン
デミックインフルエンザの沈静化から10年が経過した現在でも，新型インフ
ルエンザ対策を見直していくことが求められています．

B. 関西の奇跡と知事の権限

　新型インフルエンザ等対策特別措置法第45条では，新型インフルエンザ等
緊急事態が宣言された後には，基本的対処方針で指定された地域の都道府県知
事に対して，学校等の施設の使用制限を要請・指示する権限を付与していま
す[6]．このような公衆衛生上の対策は新型インフルエンザ対策を行う上で重要
な柱の1つとなるものですが，私達が日々接している医療上の対策と比べて，
その重要性の理解は難しいかもしれません．

　内閣官房で2009年当時の新型インフルエンザ対策本部専門家諮問委員会の
委員長[9]や現在の新型インフルエンザ等対策有識者会議の会長[10]を務めた尾
身茂先生は，2009年のパンデミックインフルエンザが発生する1年ほど前，
世界保健機関西太平洋地域事務局の事務局長として，仕事で関西を訪れた際
に，当時の兵庫県知事と大阪府知事に次のようなお願いをしたそうです．

　「新型インフルエンザが発生した際には，あなたの部下がさまざまな仕事を
してくれるでしょう．けれども，知事であるあなたにしかできない仕事があり
ます．それは，学校を休みにすることです」

　その時には，誰も1年後にパンデミックインフルエンザが発生するとは予測
していなかったとは思いますが，実際に2009年のパンデミックインフルエン
ザが発生した際には，両知事は兵庫県と大阪府の全域で学校閉鎖を行うという
判断を下し，関西の奇跡とも言える出来事を生み出しました．

　尾身茂先生が両知事にお願いをした際には，1918 年のスペインインフルエンザの時の米国セントルイス市での出来事を紹介したそうです．スペインインフルエンザの発生当時，セントルイス市では学校の閉鎖等の公衆衛生上の対策が行われましたが，その一方で，フィラデルフィアではそのような公衆衛生上の対策は行われませんでした．この結果，公衆衛生上の対策を取ったセントルイス市では感染の拡大防止に成功した一方で，そのような対策を取らなかったフィラデルフィアでは感染が拡大しました[11,12]．

　日本では，2009 年のパンデミックインフルエンザの発生当時，小学校・中学校・高等学校等の臨時休業が 5 月 18 日から 23 日にかけて兵庫県と大阪府の全域で行われました[1]．そして，それに呼応するかたちで，パンデミックインフルエンザの発症者数は 5 月中旬には減少に転じ，下火になりました（**図4-2-1**）．学校閉鎖が行われた後，兵庫県や大阪府での感染者は減少し，5 月末にはほとんど見られなくなりました[13]が，この初期の流行の終息には学校閉

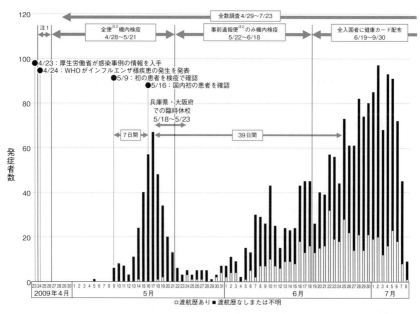

図 4-2-1　**日本における 2009 年のパンデミックインフルエンザの発症者数の推移**
「新型インフルエンザ確定患者の疫学情報の中間とりまとめについて」（2009 年 7 月 29 日）および引用文献 1 より作成．

鎖が大きな役割を果たしたことが指摘されています[13,14]．最終的には，6月以降，再び日本国内の発症者数は上昇していきましたが，5月の1つ目の山の患者で確認されたウイルスとその後に増加した患者で確認されたウイルスでは，ウイルス株が異なることがその後の調査で判明しています[15]．すなわち，関西ではパンデミックインフルエンザの発生を抑えることに1度成功したのです．

　ちょうど同じ頃，対照的な出来事が米国で起きていました．米国ニューヨーク市では，4月23日にある学校で確定症例として124人の生徒や職員を含む患者の集団発生の報告があり，この学校では4月25日から5月3日までの9日間の学校閉鎖が行われました[13,16]．ところが，地域での学校閉鎖までは行われず，ニューヨーク市としてもこれ以上流行が起きても学校閉鎖は行わないという方針を打ち出したそうです[13]．この結果，ニューヨーク市では，当初集団発生が起こった学校の周辺から感染が拡大して，5月末までに60万人近くが発症し，6月末までに47人が死亡したことが指摘されています[13]．日本では，8月15日に沖縄県で報告されるまで死亡者は発生せず，2010年3月末までの死亡者数も198人に留まったこと[1]とは大きな差となりました．

　この関西の奇跡とも言える出来事は，ほかの国では報告されていません．このことは，新型インフルエンザ対策において，都道府県知事の判断が極めて重要であることを示しています．

　上記の日本での出来事やメキシコでの事例等を踏まえて，科学的知見としても新型インフルエンザ対策の早期における学校閉鎖の重要性が再認識されることとなり[14,17〜19]，新型インフルエンザ等対策特別措置法では，都道府県知事に対して明示的に施設の使用制限の要請・指示を行う権限を付与しました[6]．その一方で，仮に有事に権限が付与されたとしても，その権限をどのような場面で行使すべきかについては判断に迷うことでしょう．2009年の対策の課題として，「地方自治体の中には，当初，国からの指示を仰いだ後に対策を講じるという「指示待ち」姿勢が見られ」たこと[20]も指摘されています．有事に混乱なく対応できるようにするためには，付与される権限をどのような場面でどのように行使するかについて平時から検討しておくこと，そして権限が行使されうる施設の関係者とも平時から相談しておくことが重要です．

　内閣官房では，使用制限を要請する施設の選択，外出自粛を要請する区域の設定等を都道府県が確認する発生時対応検討会議への担当者の派遣を通して，

都道府県が有事に混乱なく対応できるように，平時からの検討を自治体の担当者と協力して進めています．

C.　検疫の体制を絶えず見直す

　2009 年のパンデミックインフルエンザの対策では，水際対策が大きな注目と批判を浴びました．2009 年 3 月下旬から 4 月上旬にかけての米国カルフォルニア州での発生[21]，それに続き報告されたメキシコでの発生[22]を受けて，世界保健機関がパンデミックフェーズ 4（ヒトからヒトへの感染が確実になった時期）を宣言した日本時間の 4 月 28 日の時点では発生国での早期封じ込めの可能性はすでになくなり[13]，日本でも，2009 年当時の政府行動計画[23]に従い，パンデミックフェーズ 4 の宣言を受けて自動的に水際対策が行われることになりました[1,9]．水際対策としては，特に 4 月 28 日から 6 月 18 日にメキシコ，米国本土，カナダからの国際便について機内検疫の実施による検疫の強化が行われました[1]．ただし，5 月 22 日以降は政府行動計画のソフトランディング[9]の一環として事前通報時のみ機内検疫を実施するように緩和した結果，機内検疫は行われませんでした．沈静化後の検証では，少なくとも疫学的リンクの追跡が可能であった 5 月 18 日までは検疫による検出率が高く，国外から別の集団感染を起こす可能性のあるパンデミックインフルエンザウイルスの侵入を防ぎ，国内での感染伝播を抑制した可能性があることが指摘されています[24]．

　検疫によるパンデミックインフルエンザの侵入の遅延効果については，2009 年当時の各国の対応を調べた研究で，最初の輸入症例の発生から最初の国内症例の発生までの期間が，入国検査を行った国では 7〜12 日間遅延したと推定されています[25]が，その 95% 信頼区間の上限は 22〜30 日間，その下限は 0 日未満と，分析対象国が少ないこともあり，明確な効果を見るまでには至りませんでした．当時の日本での状況としては，検疫の強化が行われ，感染者数の把握および臨床的特徴の把握と共に接触者の把握による封じ込めを目的として行われる全数調査や先に示した学校閉鎖等の効果も受けて，兵庫県と大阪府では発症者数が抑えられており，また，ほかの地域での大きな感染拡大も生じず，5 月の発症者数のピークであった 5 月 17 日の発症者数以上の水準まで再度発症者数が増加する 6 月 25 日までには 39 日間の猶予が生まれました（**図**

4-2-1).「水際作戦を実施していなければ，感染の中心が関西だけでなく複数になっていた可能性があった」とも指摘されています[11].

その一方で，検疫の強化には防衛省，国立病院機構，済生会等からの応援も含めた人的資源の大規模な投入が行われることになり，国内感染対策へのシフトが遅れたとも指摘されました[11]. 検疫については，入国検査の内容が相当の人的・物的資源を必要とせず，少しでも効果があるならばそれを実施することは間違いではない[26]とも言われていますが，2009年の検疫の強化では多くの人的資源が必要となったことが問題となりました[9,13]. 沈静化後の新型インフルエンザ専門家会議での議論を踏まえて提出された新型インフルエンザ対策ガイドラインの見直しに係る意見書では，「水際対策は，対策の開始時に，日本の感染者の到着数が少数と考えられる場合に侵入遅延に有効となる可能性が期待できる対策である」とされています[27].

検疫に関しては，2009年当時は，不幸中の幸いで，パンデミックインフルエンザが初期に発生したメキシコ，米国本土，カナダから国際定期便が到着する空港は成田国際空港，関西国際空港，中部国際空港の3空港に限られていました[1]が，多くの港で検疫を強化するためには人的・物的資源がさらに必要になります．また，2009年当時の政府行動計画[23]では，世界保健機関のパンデミックフェーズ4の宣言に従い，水際対策が自動的に始動されることになっていたことも問題視されました[9].

このことから，新型インフルエンザ等対策特別措置法の体制下では，新型インフルエンザ等対策政府行動計画[7]等に基づき，引き続き，検疫の限界を認識しつつも，発生国からの入国者の分散を避け，まん延の防止と検疫官を集中的に配置することによる効率的な措置の実施を図るために[6]，新型インフルエンザ等の発生時には，その時の状況と必要性に応じてある程度柔軟に，特定検疫港を厚生労働大臣が指定し，検疫の集約化を行えるようにしました．これを踏まえて，新型インフルエンザ等対策政府行動計画[7]では，旅客機については成田国際空港，東京国際空港，関西国際空港，中部国際空港，福岡空港を，客船については横浜港，神戸港，門司港，博多港を，特定検疫港の候補として示しました．

ところが，この10年で検疫を取り巻く状況は大きく変わってきています．過去10年間，訪日外国人旅行者数は観光立国推進基本計画[28,29]等に沿って急増しており，2008年には835万人であったものが，2018年には3,119万人に

まで増加しています[30]．特定検疫港としては5空港と4海港に集約化することを想定してきたものが，この5空港には含まれていない新千歳空港と那覇空港での国際便の着陸回数が急増しており（**図4-2-2**），また，特に外国船社のクルーズ船の寄港回数の増加と共にクルーズ船による外国人入国者数は2013年の17.4万人から2018年の245.1万人に増加し，5海港には含まれていない九州・沖縄の海港で検疫を受ける乗客等の人数が急増しています（**図4-2-3**）．これらの国際便が増加してきている港から従来の特定検疫港に国際便の集約を行うと，国際交通への影響が大きくなる可能性が出てきました．その一方で，従来からの課題となっていた検疫所の職員数を増加してきたこと（**図4-2-2**）で，特定検疫港の拡大が可能な状況になってきました．そこで，2020年の新型インフルエンザ等対策政府行動計画の改定では，旅客機については新千歳空港と那覇空港を，客船については長崎港，鹿児島港，那覇港を，特定検疫港の

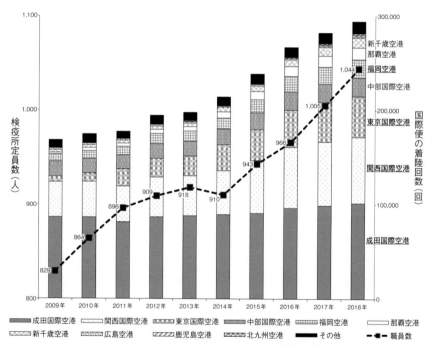

図4-2-2　日本の空港における国際便の着陸回数等の推移
空港管理状況調書および検疫業務年報より作成．検疫所定員数は各年3月末の定員数を示す．空港名に下線のある空港は航空法第107条の3の規定による「混雑空港」を示す．

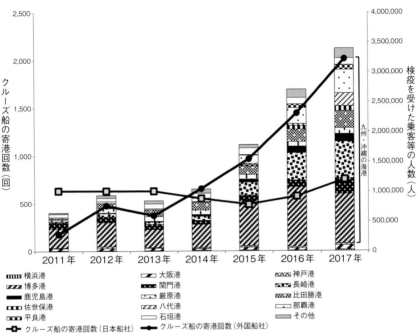

図 4-2-3　各海港で検疫を受けた乗客等の人数およびクルーズ船の寄港回数の推移
検疫業務年報およびわが国のクルーズ等の動向（調査結果）より作成．海港は 2017 年に検疫を受けた乗客等の数が 5 万人以上の各海港および横浜港，神戸港，そのほかの海港に分けて示した．2015 年 1 月 1 日に開始された，法務大臣が指定するクルーズ船の外国人乗客を対象として簡易な手続で上陸を認める出入国管理及び難民認定法第 14 条の 2 に基づく「船舶観光上陸許可」の実施人数についても，検疫を受けた乗客等の人数と同様に九州・沖縄の海港を中心に増加している．

候補として新たに加えました．

　厚生労働省で開催された新型インフルエンザ（A/H1N1）対策総括会議では，世界保健機関や G7 各国の担当者の話として，検疫について，米国やヨーロッパの担当者は地政学的にやりたくてもできないが，それぞれの国の条件を生かして対応することがよいのではないかと言われたという話が紹介されています[31]．政府では，科学的知見や国内外の状況を踏まえつつ，平時から新型インフルエンザ発生時の検疫体制の見直しを進めています．

D. 有事に誤解を防ぐために

　2009年当時，水際対策が「侵入を完璧に防ぐための対策」であるとの誤解[4]が発生の初期に広がったことに政府は苦しめられることになりました．発生直前の2009年2月に決定された当時の政府行動計画等でも，「検疫の強化等により，できる限りウイルスの国内侵入の時期を遅らせることが重要である．……しかしながら，ウイルスの国内侵入を完全に防ぐことはほぼ不可能であるということを前提として，その後の対策を策定することが必要である」[23]ことと，そして，「国内での感染が拡大した段階で，状況に応じて検疫措置を縮小する」[32]こととしており，2009年5月1日に開催された内閣官房の新型インフルエンザ対策本部専門家諮問委員会でも，その時点の最新の科学的知見を踏まえて，基本的対処方針の弾力的な運用と共に，「水際作戦」は早晩意味がなくなることから，国内対策への迅速なシフトが必要であること等が提言されていました[9]．しかしながら，政府内では5月上旬には検疫強化の緩和を議論していたものの，検疫の強化を主張するさまざまな声を受けて緩和することができなかったということが，新型インフルエンザ（A/H1N1）対策総括会議では紹介されています[31]．「連休明けには，国は徐々に"水際対策"を解除しようとしたが，……機内検疫からのブース検疫の移行が5月22日までにずれ込んだ主な理由は，5月8日になって，検疫にて4名の感染者が確認・検知されたことで，検疫への期待が高まり，検疫の中止が難しい立場に政府は立たされた」との見方も示されています[9]．

　どのような対策であっても，その効果への過度な期待が世の中で持たれてしまうと，柔軟な変更が難しくなってしまいます．このような経験を踏まえて，新型インフルエンザ（A/H1N1）対策総括会議では，リスクコミュニケーションの強化の重要性についても指摘されました[4]．リスクコミュニケーションについて，National Research Council の有名な定義では「個人，集団，機関の間における情報や意見のやりとりの相互作用過程」と説明されています[33]が少しわかりにくいかもしれません．ある本によると，リスクコミュニケーションとは「対象のもつリスクに関連する情報を，リスクに関係する人々に対して可能な限り開示し，たがいに共考することによって，解決に導く道筋を探す思想と技術」と定義されています[34]．平時から，可能な限り情報を発信した上で，

報道関係者を含む関係者と共に考えることで、「この人の言うことであれば信じよう」と思ってもらえるところまで到達できるかが鍵となります。

2009年の対策については、「当初、その水際にばかり関心が集中したきらいがあった。そのためか「いずれ感染が拡大した後は、それぞれの地域での対応が必要になる」とのメッセージがなかなか伝わらなかった。将来の見通しも含めた幅広い情報提供が必要になるだろう」と指摘されています[20]。そもそも、「特に初期において、例えば、"水際作戦"がどのような背景および過程で実施されたか等、あまり一般には知られていなかった」ことや「地域の医療体制については、地域の実情にあわせて行うと明記しているが、なかなかそのことが地方自治体に伝わらなかった」ことも指摘されています[9]。報道についても、「マスクが売り切れたなど、"事件"に関する報道が多かったことに比べ、今回のパンデミックの最も重要な本質についての腰を据えた解説、説明が、やや少なかったと思われる」とも指摘されています[9]。

有事には情報が錯綜し混乱する中で、行政も報道機関も短時間での判断を行っていくことが求められます。2009年の発生当初の段階の評価として、厚生労働省の担当者が隔週水曜日に報道機関向けの勉強会を行っていたことで、報道機関の記事が「冷静な報道に努める傾向がみられた」ことも指摘されています[1]。政府としては、平時より、報道機関との基礎的な情報の共有を進めると共に、起こりうる状況を想定し、何を公表すべきかについて、あらかじめ議論しておくことが、混乱を少なくする上で重要になります。

現在、厚生労働省では、エボラ出血熱を例に患者が発生した場合に、個人情報の保護に最大限の配慮をしつつ、どこまでの情報を公表するかについて、明確にする作業を進めています。内閣官房では、有事にはどのようなことが起こりうるのかについて理解をしてもらえるよう、平時からの啓発を続けています。特に、新型インフルエンザ対策についての説明では、水際対策は国内での感染拡大が生じるまでの時間を稼ぐために行うものであり、水際対策でパンデミックインフルエンザの侵入を完全に防ぎきることはできないということを強調して説明するようにしています。政府では、有事に誤解が生じることを防ぐために、平時からの情報の発信と啓発を進めています。

E. よりよい対策を目指して

　これまでに紹介した検討は，2009 年のパンデミックインフルエンザの沈静化から 10 年が経過した現在だからこそ進められているとも言えます．施設の使用制限の要請・指示は有事になって初めて都道府県知事に付与される権限であり，都道府県が，実際にどのように運用をしていくかについて，訓練等を通して具体的に検討をすることで，さらなる課題が見えてくることになります．また，特定検疫港については，この 10 年間に生じた訪日観光客と国際便が就航する空港，海外からのクルーズ船が寄港する海港の増加を受けて，見直しが必要になりました．そして，リスクコミュニケーションの強化は，この 10 年間に発生したエボラ出血熱や中東呼吸器症候群（Middle East respiratory syndrome：MERS）等への対応の中で得られた知見も踏まえて，強化が進められているものです．

　新型インフルエンザ等対策特別措置法のもとでは，あらかじめ新型インフルエンザ等対策政府行動計画や新型インフルエンザ等対策ガイドラインが整備されており，また，有事には，政府対策本部が基本的対処方針として実施すべき対策を示していくことになります．しかしながら，新型インフルエンザ等対策ガイドライン[8]）に記載されている内容は，実施が想定される対策のメニューリストでしかなく，また，基本的対処方針についても大きな方針を示すのみで，都道府県知事等が個別具体的に何を誰に対して行うかについては記載されないことが想定されます．新型インフルエンザ対策の具体的な運用については，都道府県等が，最新の科学的知見や国内外の状況を踏まえて，その地域に適したかたちを検討していく必要があります．

　「平常時からやっていることはやっぱりできる．やっていないことはできない」
　新型インフルエンザ（A/H1N1）対策総括会議ではこのような指摘がありました[31]）．

　新型インフルエンザは数十年に 1 度発生するものであるため，過去にその対策を担当した人が，再び同じように担当するという可能性はほぼないでしょう．そして，新型インフルエンザ対策が，科学的知見や国内外の状況等さまざまな要因を受けて構築されている以上，それらの要因が変化すれば，新型インフルエンザ対策自体も変わっていく必要があります．有事にパンデミックイン

フルエンザに立ち向かうためには，平時からの準備が大切なのです．

文 献

1) 宮村達男 監修，和田耕治 編：新型インフルエンザ（A/H1N1）わが国における対応と
今後の課題．中央法規，2011．
2) 兵庫県新型インフルエンザ対策検証委員会：兵庫県新型インフルエンザ対策検証報告書
～第2波に備えた対策に関する提言～．2009．https://web.pref.hyogo.lg.jp/kk42/
documents/000135807.pdf．
3) 全国知事会：今後の新型インフルエンザ対策について．2010．http://www.nga.gr.jp/
ikkrwebBrowse/material/files/group/3/1innfuruennza-zennpann.PDF．
4) 厚生労働省：新型インフルエンザ（A/H1N1）対策総括会議 報告書．厚生労働省，
2009．https://www.mhlw.go.jp/bunya/kenkou/kekkaku-kansenshou04/dl/infu
100610-00.pdf．
5) 新型インフルエンザ専門家会議：新型インフルエンザ専門家会議意見書―新型インフル
エンザ対策行動計画に対する新型インフルエンザ専門家会議としての見直し意見―．厚
生労働省，2011．https://www.mhlw.go.jp/stf/shingi/2r985200000132k0-att/2r9852
00000132lh.pdf．
6) 新型インフルエンザ等対策研究会：逐条解説 新型インフルエンザ等対策特別措置法．
中央法規，2013．
7) 日本国政府：新型インフルエンザ等対策政府行動計画．内閣官房新型インフルエンザ等
対策室，2013．
8) 新型インフルエンザ等に関する関係省庁対策会議：新型インフルエンザ等対策ガイドラ
イン．内閣官房新型インフルエンザ等対策室，2013．
9) 尾身 茂，岡部信彦，河岡義裕ほか：パンデミック（H1N1）2009―わが国の対策の総括
と今後の課題．公衆衛生，74(8)：636-646，2010．
10) 新型インフルエンザ等対策有識者会議：中間とりまとめ．内閣官房新型インフルエンザ
等対策室，2013．https://www.cas.go.jp/jp/seisaku/ful/yusikisyakaigi/250207
chukan.pdf．
11) 尾身 茂：新型インフルエンザ：公衆衛生学的観点から．日本公衛誌，56(7)：439-445，
2009．
12) Hatchett RJ, Mecher CE, Lipsitch M：Public health interventions and epidemic
intensity during the 1918 influenza pandemic. Proc Natl Acad Sci U S A, 104
(18)：7582-7587, 2007.
13) 押谷 仁：パンデミックインフルエンザ（H1N1）2009 の流行の疫学的特徴．公衆衛生，
74(8)：647-651，2010．
14) Kawaguchi R, Miyazono M, Noda T, et al.：Influenza (H1N1) 2009 outbreak and
school closure, Osaka Prefecture, Japan. Emerg Infect Dis, 15(10)：1685, 2009.
15) Shiino T, Okabe N, Yasui Y, et al.：Molecular evolutionary analysis of the influ-
enza A（H1N1）pdm, May-September, 2009：temporal and spatial spreading
profile of the viruses in Japan. PLoS One, 5(6)：e11057, 2010.
16) Lessler J, Reich NG, Cummings DA, et al.：Outbreak of 2009 pandemic influenza
A（H1N1）at a New York City school. N Engl J Med, 361(27)：2628-2636, 2009.

17) Cauchemez S, Ferguson NM, Wachtel C, et al. : Closure of schools during an influenza pandemic. Lancet Infect Dis, 9(8) : 473-481, 2009.

18) Sypsa V, Hatzakis A : School closure is currently the main strategy to mitigate influenza A (H1N1) v : a modeling study. Euro Surveill, 14(24) : 19240, 2009.

19) Nishiura H, Castillo-Chavez C, Safan M, et al. : Transmission potential of the new influenza A (H1N1) virus and its age-specificity in Japan. Euro Surveill, 14 (22) : 19227, 2009.

20) 尾身 茂：流行ピーク時の混乱に自治体はどう対処すべきか. 市政, 58：14-16, 2009.

21) Centers for Disease Control and Prevention (CDC) : Swine influenza A (H1N1) infection in two children--Southern California, March-April 2009. MMWR Morb Mortal Wkly Rep, 58(15) : 400-402, 2009.

22) Centers for Disease Control and Prevention (CDC) : Update : infections with a swine-origin influenza A (H1N1) virus--United States and other countries, April 28, 2009. MMWR Morb Mortal Wkly Rep, 58(16) : 431-433, 2009.

23) 新型インフルエンザ及び鳥インフルエンザに関する関係省庁対策会議：新型インフルエンザ対策行動計画. 厚生労働省, 2009. http://www.cas.go.jp/jp/seisaku/ful/kettei /090217keikaku.pdf.

24) 吉村健清 研究代表者：厚生労働科学研究費補助金特別研究事業 新型インフルエンザ対策における検疫の効果的・効率的な実施に関する研究 平成 21 年　総括・分担研究報告書. 2009.

25) Cowling BJ, Lau LL, Wu P, et al. : Entry screening to delay local transmission of 2009 pandemic influenza A (H1N1). BMC Infect Dis, 10 : 82, 2010.

26) 西浦 博：新型インフルエンザの国境検疫（水際対策）の効果に関する理論疫学的分析. 科学, 79(9)：7-12, 2009.

27) 新型インフルエンザ専門家会議：新型インフルエンザ対策ガイドラインの見直しに係る意見書. 厚生労働省, 2012. https://www.mhlw.go.jp/stf/shingi/2r98520000021m34-att/2r98520000021m70.pdf.

28) 日本国政府：観光立国推進基本計画. 国土交通省観光庁, 2012.

29) 日本国政府：観光立国推進基本計画. 国土交通省観光庁, 2017. http://www.mlit.go.jp/common/001299664.pdf.

30) 日本政府観光局：年別 訪日外客数, 出国日本人数の推移. 日本政府観光局, 2019. https://www.jnto.go.jp/jpn/statistics/marketingdata_outbound.pdf.

31) 新型インフルエンザ（A/H1N1）対策総括会議：第 3 回新型インフルエンザ（A/H1N1）対策総括会議議事録. 厚生労働省, 2010. https://www.mhlw.go.jp/bunya/kenkou/kekkaku-kansenshou04/dl/infu100428-17.pdf.

32) 新型インフルエンザ及び鳥インフルエンザに関する関係省庁対策会議：新型インフルエンザ対策ガイドライン. 厚生労働省, 2009. http://www.cas.go.jp/jp/seisaku/ful/guide/090217keikaku.pdf.

33) National Research Council : Improving Risk Communication. National Academy Press, 1989.

34) 木下冨雄：リスク・コミュニケーションの思想と技術 共考と信頼の技法. ナカニシヤ出版, 2016.

3. 新型インフルエンザ対策の現状

厚生労働省健康局結核感染症課新型インフルエンザ対策推進室　竹下　望

A. はじめに

2009 年の新型インフルエンザの発生を受けて，政府は，重症者や死亡者の数を最小限にすることを最大限の目標として掲げ，広報活動，検疫の強化，サーベイランス，学校等の休業をはじめとした公衆衛生対策，医療体制の整備，ワクチンの供給や接種等の対応を行いました．その後，新型インフルエンザ（A/H1N1）総括会議が計 7 回開催され，厚生労働省に対する提言と報告書（以下，「総括会議報告書」）がまとめられました[1]．

世界保健機関（World Health Organization：WHO）の準備していた新型インフルエンザ対策は，2009 年の新型インフルエンザの発生時には，高病原性の H5N1 を基準に考えられており，流行国や国を越えた感染拡大の状況によってフェーズが上がる内容でしたが，パンデミックの重篤度が十分に考慮されておらず，各国の対策が WHO の宣言するフェーズを基準に変更される内容でした[2]．その後，WHO でも 2009 年の流行時の状況を受けて検討が行われ，2017 年に新たにガイダンスを示しました[3]．この中では，WHO が示すフェーズはあくまでも世界の平均的な流行状況を示すものであり，各国が独自にリスクアセスメントを行い，対応を決めることとしています．2013 年に作成された日本の新型インフルエンザ等対策政府行動計画，および新型インフルエンザ等対策ガイドラインは，病原性の高い新型インフルエンザ等への対応を念頭に置きつつ，発生した感染症の特性を踏まえ，病原性が低い場合等さまざまな状況に対応できるよう，対策の選択肢を示したものとなっています[4]．

したがって，実際に発生する新型インフルエンザの病原性や特性を把握するために，サーベイランスの体制を整備することが 1 つの大きな柱となっています．また，対策においては，ワクチンの製造および接種体制，抗インフルエンザウイルス薬の備蓄のように医薬品における準備と医療体制の強化を行うことで医療提供のキャパシティを引き上げ，国民生活・経済に及ぼす影響が最小となるようにすることが計画されています．そのためには，未発生期である平時

より発生に備えた準備が重要になってきます．ここでは，サーベイランスの改善点，ワクチン製造・接種体制，抗インフルエンザウイルス薬の備蓄，医療体制の整備状況について説明をします．

B. サーベイランスについて

　新型インフルエンザのサーベイランスは，国内での患者の発生をできるだけ早く発見することと，その後の感染の広がりや患者数の増加に関する状況を調べることになります．インフルエンザについては，新型インフルエンザが発生していない段階から，季節性インフルエンザを対象としたサーベイランスが行われており，新型インフルエンザが発生した際には，患者全数報告の追加とインフルエンザ様疾患発生報告による集団発生の調査の強化，ウイルスの亜型や抗原性，抗インフルエンザウイルス薬への感受性を調査するウイルスサーベイランスの強化，積極的疫学調査の強化，死亡・重症患者の状況報告の強化が行われます（**図 4-3-1**）[5]．

　実際に新型インフルエンザが発生した時には，いかに早期に患者の発生を見

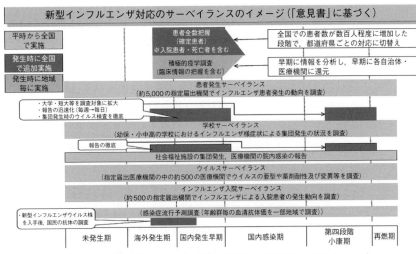

図 4-3-1　新型インフルエンザ対応のサーベイランスのイメージ

（新型インフルエンザ等対策有識者会議 医療・公衆衛生に関する分科会（第4回）資料2より作成）

つけるかが重要になりますので，患者の全数報告や学校等の集団発生の把握を行います．また，サーベイランスは発生段階の評価にも用いられます．新型インフルエンザの発生段階は，国内ではまだ見られない海外発生期，国内での発生が確認された後には国内発生早期，国内感染期，と感染の拡大にあわせて変わっていきます（p.26 表 2 参照）．対策が大きく変更されるのは国内発生早期と国内感染期で，新型インフルエンザが発生した際に全ての接触歴を疫学調査で追える状況が国内発生早期，疫学調査を行っても接触歴が追えない状態になると国内感染期となります．さらに，国内発生早期から国内感染期の移行の時期には，地域によって感染が広がっている地域とまだ患者が発生していない地域に分かれることが想定されるので，都道府県を単位として地域未発生期，地域発生早期，地域感染期の 3 つの時期のどれであるかを判断することになります．この際には，感染症法に基づく患者発生報告による各都道府県の全数報告と積極的疫学調査が重要な役割を担います．積極的疫学調査とは各保健所による評価や国立感染症研究所感染症疫学センター等が感染経路やほかの患者との接触歴等を調査することになります．

　さらに，その病原性や伝播の強さを把握することも，重要になってきます．WHO でも，Pandemic Influenza Severity Assessment（PISA）という枠組みを設けて，各国の専門家を中心に新型インフルエンザが発生した際の病原性や伝播の強さをどのように検証するかが検討されており[6]，その比較対象とされているのは，過去のインフルエンザの流行や季節性インフルエンザになります．国内でも，平時の季節性インフルエンザのサーベイランスと発生した新型インフルエンザのサーベイランスから得られる情報を比較することで，病原性や伝播の強さ等の情報を得ることが想定されています．

　国内での発生早期には患者の症状や診断・治療の状況，結果等，具体的な情報を分析して，その後の患者の診断・治療へ役立てること等も考えられています．ウイルスサーベイランスを強化し，抗原性の評価や抗インフルエンザウイルス薬の感受性を評価し，全数報告の結果とあわせて，治療薬の選択に関する情報提供をすること等が具体的な例として考えられます．このような調査や結果が実際に発生した新型インフルエンザの病原性や特性を調べる一助となります．

C.　ワクチンと接種体制

　ワクチンについては，発生前に製造され，国で備蓄を行っているプレパンデミックワクチンと，発生後に入手したワクチン株をもとに製造されるパンデミックワクチンがあります．新型インフルエンザが発生した際にはパンデミックワクチンを製造する計画ですが，製造に時間がかかるためそれまでの間は，備蓄しているプレパンデミックワクチンを新型インフルエンザへの有効性を確認した上で使用することになっています．2006年度よりH5N1亜型に対するプレパンデミックワクチンの備蓄を行うこととなり，2018年度まで，適宜ワクチン株の変更等を実施しながら，継続して備蓄を行ってきました．

　プレパンデミックワクチンの亜型は，2016年10月の第19回厚生科学審議会において，①近年のH5N1鳥インフルエンザ発生の疫学的な状況，②パンデミック発生の危険性，③パンデミックが発生した際の社会への影響，④発生しているウイルスとワクチン株の抗原性の4点を踏まえた上で，検討時点で，「危機管理上の重要性」の高いワクチン株の備蓄を優先する，としていました[7]．また，「危機管理上の重要性」の高さについては，❶ヒトでの感染事例が多いこと，❷ヒトでの重症度が高いこと，❸日本との往来が多い国や地域での感染事例が多いこと，の3つの観点から総合的に評価し判断すること，としていました[7]．しかし，近年の鳥インフルエンザではH7N9亜型が多い等の疫学情報から，H5N1亜型に限定してワクチン対象を検討する方針から，亜型をH5N1亜型に限定しない鳥インフルエンザの疫学情報から検討する方針が2018年6月の第25回厚生労働審議会感染症部会で承認され，H7N9亜型に対するワクチンが備蓄される方針となりました[8,9]．

　ただし，次の新型インフルエンザがどの亜型となるかは予想は難しく，備蓄している亜型の新型インフルエンザが流行するとは限りません．したがって，発生時に流行しているウイルス株を入手して，パンデミックワクチンを製造することになります．通常の季節性インフルエンザに対するワクチンは鶏卵を用いて製造していますが，この鶏卵はワクチンを製造するために生産管理されているため，新型インフルエンザが発生した際に短期間で増産することは難しく，この製造方法では全国民分のワクチンを製造するには，1年半から2年程度の期間が必要になります．そこで，新型インフルエンザ発生時には，全国民

分のワクチンの製造期間を約半年に短縮するため，日本国内において細胞培養法による新型インフルエンザワクチンの生産・供給体制の構築を進め，2019年5月には，全国民分のワクチン生産体制という目標を達成しました[10]．これは，H5N1亜型についての製造で体制を進めたものですが，亜型や株によって同じ製造方法でも製造量や有効性が異なることもわかってきていますので，ほかの亜型や株でも対応できるように検討を進めています．

　ワクチン製造への準備を進めるとともに，接種体制の整備も進める必要があります．新型インフルエンザが発生した際のワクチンの接種体制は，医療の提供または国民生活・国民経済の安定に寄与する業務を行う事業者の従業員や，新型インフルエンザ等対策の実施に携わる公務員に対して行う予防接種である特定接種と，全国民に向けて行われる住民接種の2つに分けられます．特定接種はプレパンデミックワクチンが有効である場合は，プレパンデミックワクチンを使用しますが，有効性が確認できない場合は，パンデミックワクチンを使用することも想定されています．住民接種については，パンデミックワクチンを使用します．新型インフルエンザが発生した際には，医療機関では，新型インフルエンザの診療，通常の診療に加えて，ワクチンの接種を実施することになります．2009年の新型インフルエンザ（A/H1N1）の時には，途中で2回接種から1回接種になっており，約2,110万〜2,280万回接種されたと推定されておりますが，発生時の流行状況や病原性によって大きく変動する可能性があると考えられますので，未発生期に準備を行っておくことが重要になります[11]．住民接種については，市町村において速やかに住民接種の体制を構築して実施できるように実施要領を2019年3月に発出しており，各市町村で実施計画の策定を進めているところです[12]．

D．抗インフルエンザウイルス薬の備蓄

　国および都道府県は，新型インフルエンザ等対策特別措置法第10条の規定に基づき，新型インフルエンザ等の発生時対策の実施に必要な医薬品として，抗インフルエンザウイルス薬の備蓄をしています[13]．以前は，諸外国における備蓄状況や最新の医学的な知見等を踏まえ，国民の45％に相当する量を目標としていました[4]．その備蓄目標の考え方は，①患者の治療に必要な量として，新型インフルエンザの被害想定とされている人口の25％全員に対する治

療分と，罹患者の約 10% が重症化すると想定して重症患者に倍量倍期間投与を行う可能性としてその増加分，②予防投与として使用する分，③季節性インフルエンザウイルスの同時流行の可能性を考慮し，その全員への治療分の抗インフルエンザウイルス薬ということで，合計で 5,650 万人分備蓄していました.

　備蓄薬の種類は，当初はオセルタミビルとザナミビルを備蓄していましたが，重症症例は入院となることや，小児の症例があること等から，ペラミビル，ラニナミビル，オセルタミビルドライシロップを含め，多様性を持たせることとなりました[14]．また，従来の抗インフルエンザウイルス薬はノイラミニダーゼ阻害薬ですが，ノイラミニダーゼ阻害薬に耐性化したウイルスの出現に備えて，RNA ポリメラーゼ阻害薬であるファビピラビルを備蓄することがガイドラインに追加されました[15]．この薬は，催奇形性が認められていることから，安全上の懸念があるため，新型または再興型インフルエンザで既存薬が無効または効果不十分な場合で，国が使用すると判断した場合のみに使用できることとなっています[16]．

　備蓄量については，5,650 万人から 2 回変更が行われました．1 回目は，全重症患者に対する倍量倍期間投与に関する論文を精査した結果，二重盲検ランダム化比較試験による高用量群，標準用量群での介入研究において，高用量の治療による有用性は確認できず，二重盲検ランダム化比較試験以外の研究においても，臨床的なアウトカムにおける有意差は確認できませんでした[17,18]．この結果，全重症患者への倍量倍期間投与を標準的治療方針として推奨するべきではないとの結論が得られ，重症患者への倍量倍期間投与を行うことを考慮した抗インフルエンザウイルス薬の備蓄は必要ない方針としました[19]．

　2 回目は，季節性インフルエンザの各シーズンにおける推計患者数が 2019 年度より変更されたことを受けて，季節性インフルエンザウイルスの同時流行の可能性としてその全員を治療できる量へと変更しました[20,21]．この季節性インフルエンザの患者数の推計方法の変更は，定点医療機関 1 施設あたりの報告件数に日本全国の医療機関の施設数を乗ずることで推計していた方法を，定点医療機関の外来患者延数あたりの報告件数に日本全国の医療機関の外来患者延数を乗ずることで推計した推計値の方が，現行推計方法よりも実態を反映していると言えるということが研究班より示されたことによります[22]．

　以上の 2 回の変更を反映し，①患者の治療に必要な量として，新型インフルエンザの被害想定とされている人口の 25% 全員に対する治療分，②予防投与

として使用する分，③季節性インフルエンザウイルスの同時流行の可能性を考慮して現在では 4,500 万人分の抗インフルエンザウイルス薬が備蓄されています．

また，抗インフルエンザウイルス薬については，これまでのノイラミニダーゼ阻害薬以外の作用機序のキャップ依存性エンドヌクレアーゼ阻害薬であるバロキサビルが 2018 年 2 月に薬事承認をされました．新しい機序の抗インフルエンザウイルス薬であるということから，新型インフルエンザ対策への期待もある一方で，耐性変異ウイルスの発生についても報告されております．今後のエビデンスの集積を待って，その位置づけを検討していく必要があります．

E.　医療体制

新型インフルエンザが発生した際には，まん延を可能な限り抑制し，感染者が速やかに必要な医療を受けられる体制が求められます．そのためには，国，地方公共団体，および医療機関等の関係機関が相互に連携していく必要があります．現在進められている体制としては，国内ではまだ発生していない海外発生期から，国内で発生しているものの疫学調査で感染経路が特定されている国内発生早期までは，特定の医療機関で診療する体制，国内でまん延した後の国内感染期の診療は全ての医療機関で対応する体制となっています．前述のように，国内発生早期から国内感染期の移行の時期には，地域未発生期，地域発生早期，地域感染期の 3 つの時期を都道府県を単位として判断することになります．

国内（地域）発生早期までは，症状がある人は自治体が設置する帰国者・接触者相談センターに連絡します．そこで，新型インフルエンザに感染しているかの診断を受ける対象と判断された場合は，帰国者・接触者外来を紹介されます．国内（地域）感染期以降は，全ての医療機関で診療することになりますが，医療機関で新型インフルエンザが疑われる患者とほかの受診理由で来院している人が接触しないように，可能な限り空間や場所を分ける等の対策が求められています[15]．

実際には，新型インフルエンザ発生時には，新型インフルエンザの診療だけでなく，新型インフルエンザ以外の疾患の患者に対する医療も可能な限り維持できるようにすることも重要です．また，時期によっては，住民接種等のワク

チン接種を行うことも必要になるため，限りある医療資源をどのように配分するかについて，各地域における現状や医療資源を見ながら，未発生期に計画を進めていく必要があります．

　新型インフルエンザは，いつ，どのような形で発生するかについては，研究等が進んでいるものの，はっきりと予想することは難しいのが現状です．また，発生する新型インフルエンザがどのような病原性になるかわからない現状においては，病原性が高い場合を想定した計画を行うことが必要になります．実際に新型インフルエンザが発生した際には，このような計画をもとに，インフルエンザの病原性等の情報だけでなく，政府や都道府県の対策等も含めたわかりやすい情報を，迅速に提供していくための体制整備を進めています．

　2009 年以降これまでに行われてきた取り組みに関する情報は，以下に整理されているので，あわせてご参照ください（2020 年 2 月現在）．

新型インフルエンザ A（H1N1）pdm09 対策関連情報
2011 年 3 月までの情報が整理されている．
https://www.mhlw.go.jp/stf/seisakunitsuite/bunya/kenkou_iryou/kenkou/kekkaku-kansenshou04/index.html

関連法令・通知・事務連絡
2011 年 4 月以降の情報はこちら
https://www.mhlw.go.jp/stf/seisakunitsuite/bunya/kenkou_iryou/kenkou/kekkaku-kansenshou01/jichitai.html

---

文　献

1) 厚生労働省：新型インフルエンザ（A/H1N1）対策総括会議 報告書. 厚生労働省, 2010. https://www.mhlw.go.jp/bunya/kenkou/kekkaku-kansenshou04/dl/infu100610-00.pdf.
2) World Health Organization：Pandemic influenza preparedness and respose：WHO guidance document. World Health Organization, 2009. https://apps.who.int/iris/bitstream/handle/10665/44123/9789241547680_eng.pdf.
3) World Health Organization：Pandemic influenza risk management：a WHO guide to inform & harmonize national & international pandemic preparedness and response. World Health Organization, 2017. https://apps.who.int/iris/bitstream/handle/10665/259893/WHO-WHE-IHM-GIP-2017.1-eng.pdf.

4) 日本国政府：新型インフルエンザ等対策政府行動計画. 内閣官房新型インフルエンザ等対策室, 2013. https://www.cas.go.jp/jp/seisaku/ful/kettei/130607keikaku.pdf.

5) 厚生労働省：新型インフルエンザ等対策有識者会議 医療・公衆衛生に関する分科会（第4回）：資料2 インフルエンザサーベイランスについて. 厚生労働省, 2012. https://www.mhlw.go.jp/stf/shingi/2r9852000002oeqs-att/2r9852000002oetv.pdf.

6) World Health Organization：Pandemic influenza severity assessment (PISA)：a WHO guide to assess the severity of influenzaepidemics and pandemics. World Health Organization, 2017. https://apps.who.int/iris/bitstream/handle/10665/259392/WHO-WHE-IHM-GIP-2017.2-eng.pdf.

7) 新型インフルエンザ対策に関する小委員会：第19回厚生科学審議会感染症部会：資料4 H5N1 プレパンデミックワクチンの備蓄方針等について（案）. 厚生労働省, 2016. https://www.mhlw.go.jp/file/05-Shingikai-10601000-Daijinkanboukouseikagakuka-Kouseikagakuka/0000140677.pdf.

8) 新型インフルエンザ対策に関する小委員会：第25回厚生科学審議会感染症部会：資料8 プレパンデミックワクチンの今後の備蓄方針等について. 厚生労働省, 2018. https://www.mhlw.go.jp/file/05-Shingikai-10601000-Daijinkanboukouseikagakuka-Kouseikagakuka/shiryo8.pdf.

9) 厚生労働省健康局新型インフルエンザ対策推進室：新型インフルエンザ対策におけるプレパンデミックワクチン備蓄方針の変更について. IASR 39(11)：199-200, 2018.

10) 厚生労働省健康局結核感染症課新型インフルエンザ対策推進室：「新型インフルエンザワクチン開発・生産体制整備臨時特例交付金」第2次事業（延長分）及び追加公募分の成果等について. 厚生労働省, 2019. https://www.mhlw.go.jp/stf/newpage_04757.html.

11) 厚生労働省新型インフルエンザ対策推進本部：第7回新型インフルエンザ（A/H1N1）対策総括会議：参考資料 今般の新型インフルエンザ（A/H1N1）対策について〜対策の総括のために〜（資料集）. 厚生労働省, 2010. https://www.mhlw.go.jp/bunya/kenkou/kekkaku-kansenshou04/dl/infu100608-03.pdf.

12) 厚生労働省：新型インフルエンザ等対策に係る住民接種 実施要領. 厚生労働省, 2019. https://www.mhlw.go.jp/content/10900000/000497492.pdf.

13) 新型インフルエンザ等対策研究会 編：逐条解説 新型インフルエンザ等対策特別措置法. 中央法規出版, 2013.

14) 日本国政府：新型インフルエンザ等対策ガイドライン. 内閣官房新型インフルエンザ等対策室, 2017.

15) 新型インフルエンザ等及び鳥インフルエンザ等に関する関係省庁対策会議：新型インフルエンザ等対策ガイドライン. 内閣官房新型インフルエンザ等対策室, 2018. https://www.cas.go.jp/jp/seisaku/ful/keikaku/pdf/h300621gl_guideline.pdf.

16) 富士フイルム富山化学：アビガン® 錠200 mg 添付文書 第7版. 富士フイルム富山化学, 2019. http://fftc.fujifilm.co.jp/med/abigan/pack/pdf/abigan_package_01.pdf.

17) 田辺正樹 研究分担者, 西村秀一, 田村大輔 研究協力者：新型インフルエンザに対する公衆衛生対策・感染対策に関する検討. 谷口清州 研究代表者：感染症発生時の公衆衛生対策の社会的影響の予測及び対策の効果に関する研究. 平成28年度厚生労働省科学研究費補助金（新興・再興感染症及び予防接種政策推進研究事業）.

18）田辺正樹 研究分担者，西村秀一，田村大輔 研究協力者：新型インフルエンザに対する
抗ウイルス薬備蓄に関する系統的評価のエビデンスの検討．谷口清州 研究代表者：新
型インフルエンザ等の感染症発生時のリスクマネージメントに資する感染症のリスク評
価及び公衆衛生的対策の強化に関する研究．平成 29 年度厚生労働省科学研究費補助金
（新興・再興感染症及び予防接種政策推進研究事業）．

19）新型インフルエンザ等対策有識者会議：新型インフルエンザ等対策有識者会議（第 15
回）：資料 2 新型インフルエンザ対策における抗インフルエンザウイルス薬の備蓄につ
いて（案）（重症患者への倍量・倍期間投与に関する論文等の精査）．内閣官房，2017.
https://www.cas.go.jp/jp/seisaku/ful/yusikisyakaigi/dai15/siryou2.pdf.

20）厚生労働省健康局結核感染症課：第 21 回厚生科学審議会感染症部会：資料 9 感染症発
生動向調査定点データを用いたインフルエンザ罹患数推計の見直し．厚生労働省，
2017. https://www.mhlw.go.jp/file/05-Shingikai-10601000-Daijinkanboukousei
kagakuka-Kouseikagakuka/shiryou9.pdf.

21）内閣官房新型インフルエンザ等対策室，厚生労働省健康局結核感染症課新型インフルエ
ンザ対策推進室：新型インフルエンザ等対策有識者会議（第 16 回）：資料 1 季節性イン
フルエンザり患者数の推計方法等の変更について．厚生労働省，2018. https://www.
cas.go.jp/jp/seisaku/ful/yusikisyakaigi/dai16/siryou1.pdf.

22）松井珠乃 研究代表者：新興・再興感染症の発生に備えた感染症サーベイランス強化と
リスクアセスメント．平成 29 年厚生労働省行政推進調査事業費補助金新興・再興感染
症及び予防接種政策推進研究事業．

おわりに

　内閣官房新型インフルエンザ等対策室は，2009 年に発生した新型インフルエンザ（A/H1N1）対策の政府全体の取りまとめを行うため，同年 7 月に設置されました．パンデミックが収束した後は，制度の構築や訓練等，次のパンデミックに備えた準備を進めています．

　この度，1918 年に発生したスペインインフルエンザから 100 年の節目，2009 年新型インフルエンザ発生から 10 年の節目を契機とし，過去に世界的な大流行により大きな被害を出した新型インフルエンザにおける当時の発生状況や被害状況，さらには日本のみならず世界の対応等について，専門家の方々にわかりやすく記事にまとめていただきました．連載という形で約 8 か月かけて当室のウェブサイトに連載したところ，「10 年前の対応でさえもすでに知っている人材がいないため，具体的な経験談も含め貴重な資料になった」等との声もいただきました．今回，編者の岡部先生や和田先生をはじめ，執筆いただいた先生方のご尽力と南山堂との出会いもあり，書籍化をしていただくこととなりました．

　2009 年パンデミック終息後は，騒いだ割に大したことなかった，といった評価も多くあったようですが，ここ 10 年で，鳥インフルエンザの流行型の変化や，エボラ出血熱の大規模な発生等，さまざまな感染症が出現しています．また，世界的な人の移動は新興感染症にとっては大きな脅威となっています．日本は本年，東京 2020 オリンピック・パラリンピック競技大会に関連したさらなる旅行客の増加が見込まれますし，留学生および労働力としての外国人人材の来日も増加することが予想されます．かつてないほどの人の流れが起こっていると言えます．2009 年パンデミック収束時の安心感を持っているとすると，それは大きな間違いです．各国と比較すると，対策が過剰だったのではないかとの意見もありましたが，結果的には，米国の死者数は日本の約 60 倍となっていました．

　政府としても，行動計画やガイドラインの見直しを行いつつ，体制整備に取り組んでおり，関係府省庁や地方自治体のみならず，指定公共機関等の関係者との連携体制も強化しながら，政府自らの訓練も毎年実施しています．この書籍を手に取られた皆様にとって，来るべき新型インフルエンザ対策に備えるための一助となることを期待しています．

2020 年 2 月　　　　　　　　　　　　　　　　　　　　安居　徹

編者略歴

岡部信彦

1971 年	東京慈恵会医科大学卒業.その後小児科医として臨床経験を積む
1978 年～	米国 Vanderbilt 大学小児科感染症研究室に研究員として留学 帰国後は国立小児病院感染科などに勤務
1991 年～	WHO 西太平洋地域事務局伝染性疾患予防対策課課長
1995 年～	慈恵医大小児科助教授
1997 年～	国立感染症研究所にて感染症情報センター室長,センター長を務める
2013 年～	川崎市健康安全研究所　所長

和田耕治

2000 年	産業医科大学医学部卒業
2006 年	カナダ国 McGill 大学産業保健学修士・ポストドクトラルフェロー
2007 年	北里大学大学院博士課程修了
2009 年～	北里大学医学部衛生学公衆衛生学教室にて助教,講師,准教授を務める
2013 年～	国立国際医療研究センター国際医療協力局
2018 年～	国際医療福祉大学医学部公衆衛生学・医学研究科教授

新型インフルエンザパンデミックに 日本はいかに立ち向かってきたか

2020 年 4 月 20 日　1 版 1 刷　　　　　　　　　　©2020

編　者
おかべのぶひこ　わだこうじ
岡部信彦　和田耕治

発行者
株式会社 南山堂　代表者 鈴木幹太
〒 113-0034　東京都文京区湯島 4-1-11
TEL 代表 03-5689-7850　　www.nanzando.com

ISBN 978-4-525-18551-0　　定価（本体 2,400 円＋税）

A1855110101-A